国家重点研发计划（National Key R&D Program of China）资助，项目编号：2023YFC2413400

首都卫生发展科研专项（Capital's Funds for Health Improvement and Research）资助，项目编号：2024-1-4072

康多机器人泌尿外科手术学

主　　审　周利群　纪志刚

主　　编　李学松　崔　亮

副 主 编　谌　诚　徐维锋

主编助理　韩冠鹏　李新飞

北京大学医学出版社

KANGDUO JIQIREN MINIAOWAIKE SHOUSHUXUE

图书在版编目（CIP）数据

康多机器人泌尿外科手术学 / 李学松，崔亮主编.
北京 ： 北京大学医学出版社，2025. 2. -- ISBN
978-7-5659-3280-9

Ⅰ．R699-39

中国国家版本馆CIP数据核字第2024ES7310号

康多机器人泌尿外科手术学

主　　编：李学松　崔　亮
出版发行：北京大学医学出版社
地　　址：（100191）北京市海淀区学院路 38 号　北京大学医学部院内
电　　话：发行部 010-82802230；图书邮购 010-82802495
网　　址：http ://www.pumpress.com.cn
E－mail：booksale@bjmu.edu.cn
印　　刷：北京信彩瑞禾印刷厂
经　　销：新华书店
责任编辑：王　楠　　责任校对：靳新强　　责任印制：李　啸
开　　本：787 mm×1092 mm　1/16　　印张：15.5　字数：385 千字
版　　次：2025 年 2 月第 1 版　2025 年 2 月第 1 次印刷
书　　号：ISBN 978-7-5659-3280-9
定　　价：180.00 元

本书由

北京大学医学出版基金资助出版

编者名单

主　　审　周利群　纪志刚

主　　编　李学松　崔　亮

副 主 编　谌　诚　徐维锋

主编助理　韩冠鹏　李新飞

编　　者（按姓名汉语拼音排序）

陈思鹭　崔　亮　代晓飞　东　洁　樊书菠

韩冠鹏　郝　瀚　黄　卫　黄亦巍　纪志刚

李新飞　李学松　李振宇　李志华　刘　明

孟　畅　穆　莉　谌　诚　孙梦楠　唐　琦

王　祥　王　萱　魏梦超　熊盛炜　徐丽清

徐维锋　薛晓强　闫志远　杨昆霖　杨文杰

叶子兴　应沂岑　余霄腾　张　雷　张圣洁

张中元　郑赛男　左　炜

主审简介

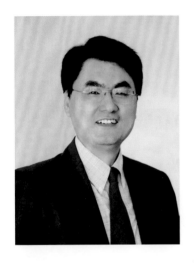

周利群，主任医师，教授，博士生导师，北京大学泌尿外科研究所所长。长期致力于泌尿外科的临床及科研工作，擅长复杂性泌尿生殖系统肿瘤的治疗及机器人辅助腹腔镜技术在泌尿外科的应用。承担多项国家级及省部级课题，包括国家卫生健康委员会重大项目及北京市科学技术委员会重大项目子课题、国家自然科学基金项目、首都卫生发展科研专项项目等。

学术任职：中国医师协会泌尿外科医师分会名誉会长、前任会长，中华医学会泌尿外科学分会常务委员，北京医学会泌尿外科学分会副主任委员，中国医师协会毕业后医学教育外科（泌尿外科方向）专业委员会常务副主任委员，全国医师定期考核泌尿外科专业编辑委员会主任委员，中国泌尿生殖产业技术创新战略联盟理事长，中国研究型医院学会泌尿外科学专业委员会副主任委员，中国泌尿男科医学技术与装备创新联盟副主席，中国医疗保健国际交流促进会泌尿男性生殖医学分会副主任委员，中国医师协会住院医师规范化培训专家委员会泌尿外科专委会副主任委员，中国医疗器械行业协会泌尿外科与男科器械专业委员会副理事长，中国医师协会泌尿外科医师分会微创与机器人学组组长、上尿路尿路上皮癌协作组组长，中央保健委员会保健会诊专家。

先后荣获教育部科技进步奖、华夏医学科技奖、中国医师奖、吴阶平泌尿外科医学奖、世界华人泌尿外科学会杰出成就奖、中华医学会泌尿外科学分会微创学组金膀胱镜奖、恩德思医学科学技术奖内镜微创名医奖等。发表论文 400 余篇，其中 SCI 论文 100 余篇，主编著作 6 部，副主编 3 部，主译 2 部。

主审简介

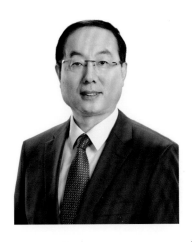

纪志刚，主任医师，教授，博士生导师，中国医学科学院北京协和医院泌尿外科教研室主任，2014—2023年任北京协和医院泌尿外科主任。擅长泌尿外科微创技术、泌尿男性生殖系统肿瘤的诊断与治疗、肾上腺外科及肾移植，特别是在机器人辅助腹腔镜微创手术领域及国产化研发上造诣深厚。

学术任职：中华医学会泌尿外科学分会常务委员，中国医师协会泌尿外科医师分会副会长，中国医师协会男科与性医学医师分会副会长，中华医学会泌尿外科学分会肿瘤学组副组长，北京医学会泌尿外科学分会副主任委员、机器人学组副组长，北京医学奖励基金会泌尿外科专家委员会主任委员，世界华人男科医师协会候任会长，国家卫生健康委医学人才培养联盟泌尿外科内镜专业委员会主任委员，国家药品监督管理局药品审评中心审评专家，中央保健委员会保健会诊专家。担任《中华泌尿外科杂志》《中华医学杂志》《临床泌尿外科杂志》《现代泌尿生殖肿瘤杂志》编委、《中华外科杂志》《国际外科学杂志》通讯编委。

先后荣获中华医学科技奖、华夏医学科技奖、北京医学科技奖等。近5年发表SCI论文50余篇，编写专著2部。

主编简介

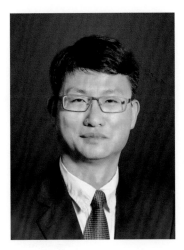

李学松，主任医师，教授，博士生导师，博士后合作导师，北京大学第一医院泌尿外科主任、北京大学泌尿外科医师培训学院副院长，北京大学第一医院泌尿外科上尿路修复专业组组长，北京泌尿内腔镜博物馆馆长。专业方向为泌尿系统肿瘤和输尿管疾病的外科手术、临床转化及基础研究。主持国家自然科学基金项目 3 项、科技部国家重点研发计划项目 1 项（课题负责人）、北京市自然科学基金项目 2 项、北京市科技计划项目 1 项、首都卫生发展科研专项重点攻关项目 1 项。

学术任职：中国医师协会泌尿外科医师分会副会长，中国医疗保健国际交流促进会泌尿男性生殖医学分会副主任委员，中华医学会泌尿外科学分会机器人学组委员兼副秘书长，中国医师协会泌尿外科医师分会修复重建学组副组长、上尿路修复协作组组长、数字与人工智能学组副组长，中国医师协会毕业后医学教育外科（泌尿外科方向）专业委员会副主任委员，中国医学装备协会人工智能和医用机器人工作委员会第二届常务委员，北京医学会泌尿外科学分会委员、尿路修复与重建学组副组长，北京癌症防治学会泌尿肿瘤专业委员会主任委员，亚洲泌尿外科机器人学会委员，世界机器人外科学会学术主席。担任 *Current Urology* 副主编，《泌尿外科杂志（电子版）》执行主编，《现代泌尿外科杂志》、*Translational Andrology and Urology* 编委，《中华泌尿外科杂志》通讯编委。

先后荣获 2015 年第一届郭应禄泌尿外科青年医师奖，2019 年世界华人泌尿外科学会新星奖，2019 年第三届"国之名医·优秀风范"奖，2023 年第七届"敬佑生命·荣耀医者"金柳叶刀奖，2023 年北京大学医学部教学优秀奖；以第一完成人获得北京医学科技奖一等奖，北京市科学技术奖自然科学奖二等奖，北京市科学技术奖三等奖，中国医院协会医院科技创新技术进步奖；以第二完成人获得教育部科学技术进步奖二等奖，中国研究型医院学会医学创新奖二等奖，华夏医学科技奖二等奖，中华医学科技奖三等奖等。发表论文 300 余篇，以第一或通讯作者在 *European Urology*、*Journal of Urology* 等专业杂志发表 SCI 论文 188 篇；获得国家实用新型专利 13 项，软件著作权 2 项；参编或编译泌尿外科专著 23 部，主编 7 部，主译 6 部。

主编简介

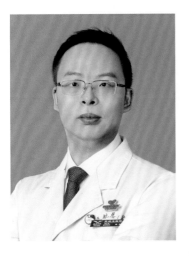

崔亮，主任医师，医学博士，中欧国际工商学院工商管理硕士，中国民航局民航医学中心（民航总医院）、北京大学民航临床医学院大外科行政副主任，泌尿外科副主任（主持工作）。作为民航科技创新拔尖人才、民航科技重点领域创新团队主要成员，主要从事微创腹腔外科手术技术及微创手术机器人在泌尿外科的临床应用、泌尿男性生殖系统肿瘤的手术及综合治疗，空勤人员肾结石输尿管软镜手术及尿石症的综合治疗，遗传学研究，机器人相关医疗装备研发，数据挖掘及数据库软件开发等，其中空勤人员泌尿系结石的航空医学临床研究已达国际领先水平。曾参与中国大陆地区首例机器人泌尿外科手术，参与并承担多项国家高技术研究发展计划（863计划）、国家自然科学基金及国家重点研发计划项目。

学术任职：北京大学医学部泌尿外科学系委员，中国民用航空局民用航空人员体检鉴定专家委员会委员，国际标准化组织/国际电工委员会（ISO/IEC）医疗机器人标准委员会联合工作组（JWG-35）成员，中华医学会男科学分会青年委员、泌尿外科学分会工程学组委员，中国医师协会泌尿外科医师分会数字与人工智能学组委员，中国医学装备协会智能装备技术分会委员，苏州市医疗器械行业协会专家库成员，国际冷冻治疗学会中国分会委员，亚洲冷冻治疗学会委员，国际尿石症联盟青年委员，北京医学会泌尿外科学分会委员、男科学分会委员，北京医师协会男科专科医师分会副会长、泌尿外科专科医师分会理事等。

先后荣获北京大学医学部优秀教师、民航总医院优秀管理干部、优秀共产党员、全国民航先进党务工作者及首都医学创新学者等称号；获中国机械工业科学技术奖技术发明奖一等奖，北京医学科技奖一等奖，中国医院协会医院科技创新奖，北京医师协会第九届北京优秀医师奖等。获得国家发明专利2项，实用新型专利4项，外观设计专利2项；参编或编译专著4部。

序

　　欣闻由李学松教授和崔亮主任共同主编的《康多机器人泌尿外科手术学》一书即将出版，特作序祝贺并推荐。

　　高端医学装备的创新转化是我国医疗器械自主发展的重要一环，作为重点医学装备，外科手术机器人系统在我国《"十四五"医疗装备产业发展规划》中被反复提及，国产外科手术机器人系统的技术攻关、原创性研发和临床应用推广吸引并激励着临床医生和工程师积极投身其中，并取得了重要成果。

　　2018年伊始，北京大学第一医院泌尿外科专家与研发人员一道，对康多机器人手术系统开展了积极的科研攻关和临床实践。在此后的几年中，北京大学第一医院周利群教授、李学松教授、谌诚教授，北京协和医院纪志刚教授，北京大学第一医院手术室穆莉护士长共同带领康多机器人临床试验团队秉持高标准、严要求的作风，不断探索、巩固、拓展，在积累工作经验的同时持续改进，完成了一系列术式的临床试验。基于康多机器人手术系统的多项临床结果已发表在国内外知名学术期刊，这些成果凝结着团队成员的心血和汗水，也见证着他们不惧挑战、勇于攀登的精神和担当。

　　各位编者在本书中基于康多机器人的开拓性工作与经验，对泌尿外科手术进行了系统和规范的梳理总结，以详实的文字，结合精美的手绘插图及手术照片，配合丰富的手术视频，全景展现了编者独到的手术理念和操作技巧。本书内容全面、新颖，值得广大泌尿外科医生研读。

　　愿各位编者结合各自专长，齐心协力，乘势而上，保持昂扬的斗志，为实现我国泌尿外科"亚洲领先，世界一流"的目标共同奋斗！

郭应禄

2025 年 1 月

前　言

随着泌尿外科微创技术的飞速发展，腹腔镜手术和机器人辅助手术已得到广泛应用。机器人辅助腹腔镜手术可提供三维立体真实术野，有助于辨认解剖结构层次和毗邻关系，机械臂仿真手腕可 360° 自由活动，易于完成缝合等精细操作，此外其学习曲线短，患者术后恢复快，这些优势使其逐渐成为泌尿外科微创技术的发展潮流。

21 世纪初，全球一些发达国家便已逐步进入机器人手术时代。我国在 2007 年才引进达芬奇手术机器人，其在医疗市场的垄断地位进一步导致了高昂的手术费和维护费。由于高额的费用，我国机器人辅助腹腔镜手术占比极少，以手术机器人为代表的高端医疗装备已跃升为关乎人民群众生命安全与身体健康的"国之重器"。

北京大学泌尿外科研究所作为首批国产腹腔镜手术机器人研制的合作单位之一，康多机器人在泌尿外科领域率先获得国家创新医疗器械特别审批，完成国际首组百例单一术式与进口产品的随机对照试验。相关临床试验数据统计结果提示，康多机器人与美国进口达芬奇机器人相比，手术成功率及各项主要指标均无统计学差异，无器械相关不良事件和手术并发症，并获得国家药品监督管理局注册批准。国产机器人手术平台从播种扎根到开花结果，必将在一定程度上解决技术垄断、医疗资源缺乏与分配不均等问题，惠及广大外科医生和患者。

本书就国产手术机器人发展史、手术设备及操作通道建立、护理配合等方面进行了简要描述，并按照泌尿系统器官顺序，介绍了康多机器人辅助腹腔镜肾上腺、肾、肾盂、输尿管、前列腺、膀胱手术及远程手术。本书力求全景展现康多机器人辅助腹腔镜手术的手术设计思路、手术步骤、技术要点，使这一新兴技术为更多的泌尿外科医生所理解和掌握，并为国产机器人的发展和推广普及尽绵薄之力。

本书的编写得到了北京大学第一医院泌尿外科及北京协和医院泌尿外科中青年医师、博士研究生等青年技术骨干的大力支持，他们在完成大量临床工作及实验室研究的同时，利用休息时间整理书稿、采集图片、剪辑手术视频，感谢他们的辛苦付出。感谢谌诚教授、徐维锋教授、刘明教授编写相关手术章节，感谢穆莉护士长编写手术护理配合章节，感谢周利群教授、纪志刚教授对本书的编审支持。感谢郭应禄院士为本书作序，并提出许多期许及宝贵建议。由衷感谢为本书出版给予帮助和支持的所有人！

鉴于编者的能力有限，书中若有不足之处，恳请读者批评指正，以利再版时改进。

本书获国家重点研发计划（项目编号：2023YFC2413400）及首都卫生发展科研专项（项目编号：2024-1-4072）资助。

李学松　崔　亮

2025 年 1 月

目　录

第 1 章

康多机器人手术系统研发历程

20 世纪医学科学对人类文明的重要贡献之一是以腹腔镜技术为代表的微创外科（minimally invasive surgery）的形成与发展。在遵循传统外科原则的前提下，微创外科切口小、创伤轻，患者痛苦少、恢复快，手术疗效满意，因而受到患者和临床医师的欢迎并迅速扩展应用到多个专科领域。微创外科不仅引发了外科学领域的一场新技术革命，而且通过结合计算机技术、远程通信和自动机械技术，它正在开创一个机器人外科的新时代，并进一步催生了机器人外科这一新的研究和临床应用领域。

第一节　腔镜手术机器人外科的发展历史

纵观外科腔镜手术机器人的研发和临床应用发展史，可将其分为以下两种类型。

（1）持镜机器人：1994 年，美国 Computer Motion 公司研制出著名的微创手术机器人 Aesop（伊索），它也是全球首个获得美国食品药品监督管理局（Food and Drug Administration，FDA）注册的微创手术机器人。Aesop 作为第一代持镜机器人应用于临床，其可完全取代扶镜手的工作，通过术者语音命令的识别自动调节手术视野，比助手扶镜更加稳定，避免了视野颤动，便于精细操作。

（2）主从操作机器人：1998 年，Computer Motion 公司根据 Aesop 系列机器人的研发经验，成功研制出新一代腹腔镜手术机器人 Zeus（宙斯），它是第一代真正实现主从遥操作的手术机器人。但该公司因经营不善，于 2003 年被并入美国直觉外科（Intuitive Surgical）公司。2000 年，第二代主从操作机器人，即 Da Vinci（达芬奇）手术机器人研制成功，并于当年 7 月获得美国 FDA 批准可以在腹腔镜手术中使用，它能够为医生提供与传统开放手术同样的直观术野和手术操作范围，同时具备滤除医生手部抖动、减轻医生疲劳感的功能。Da Vinci 手术系统也成为国际首个被允许在临床环境中使用的合法、完整、商品化的腔镜手术机器人系统。

自 2000 年至今，美国直觉外科公司引领了腔镜手术机器人的发展。该公司于 2006 年推出 Da Vinci S 手术系统，并于 2009 年进行迭代推出 Da Vinci Si 手术系统；2014 年，其发布第四代 Da Vinci Xi 手术系统，后在 2017 年和 2018 年相继推出 Da Vinci X 和 Da Vinci SP 单孔手术系统（图 1-1）。

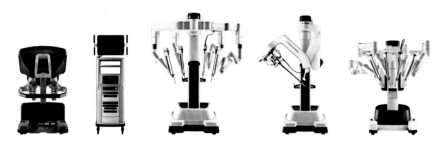

图 1-1　Da Vinci 手术系统（Xi、SP、X）

第二节　腔镜手术机器人在中国泌尿外科的临床应用

手术机器人最先应用于心胸外科，然后才应用在泌尿外科。其最初的应用很艰难，研究者与临床手术医生面临着诸多问题，如患者的接受程度、手术医生的学习曲线、医疗主体的责任归属等，故手术机器人在心胸外科的应用荆棘密布。但其在泌尿外科的临床应用反而造就了目前 Da Vinci 手术系统在全球的普及，并进一步促进了手术机器人在外科手术领域的研究和发展。

Da Vinci S 手术系统于 2006 年被引入中国大陆地区，率先应用于心外科手术[1]。2007年 7 月 17 日至 18 日，中国人民解放军总医院泌尿外科专业组赴美国 Newark（纽瓦克）进行 Da Vinci S 手术系统培训和学习（图 1-2）。

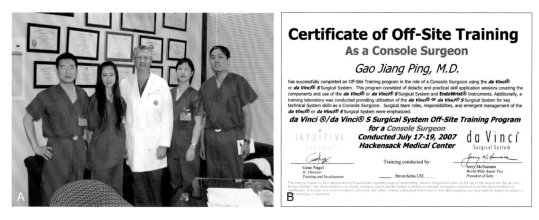

图 1-2　中国大陆地区首个赴美接受 Da Vinci 手术系统培训的泌尿外科专业组
A. 泌尿外科专业组合影（右一为高江平教授）；B. Da Vinci 手术系统术者证书

2007年10月12日，中国人民解放军总医院泌尿外科高江平教授团队（高江平、徐阿祥、董隽、王威、崔亮等）成功为一名72岁前列腺癌患者实施了中国大陆地区首例Da Vinci S机器人辅助根治性前列腺切除术[2]（图1-3）。并于2009年在《中华泌尿外科杂志》发表了中国大陆地区首例机器人辅助泌尿外科腔镜手术的临床应用文献[3]。

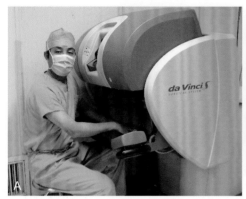 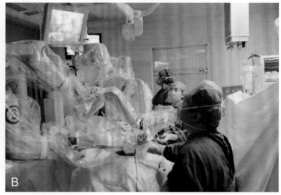

图1-3　高江平教授团队成功实施中国大陆地区首例机器人辅助泌尿外科腔镜手术
A. 术者高江平教授；B. 手术现场

历经十余年，中国大陆地区积极开展机器人辅助泌尿外科手术，目前基本涵盖普通腹腔镜的所有微创手术领域，并在机器人辅助肾癌合并下腔静脉癌栓手术、机器人辅助上尿路修复手术等微创泌尿外科领域达到国际领先水平[4-5]。

第三节　康多机器人手术系统的研发

尽管国内手术机器人在装备研发上稍晚于国外，但该领域在近20年间人才辈出、硕果累累。2010年前后，国家高技术研究发展计划（863计划）资助了多个腔镜手术机器人相关的研发项目，这些项目主要由哈尔滨工业大学、天津大学等单位承接，相关单位由此成为国内腔镜手术机器人产业的核心人才输出基地，其中最具代表性的是2012—2013年通过科技部验收的"微创腹腔外科手术机器人系统研究"项目（2009AA044001），该项目的牵头单位是中国人民解放军总医院，参与单位包括哈尔滨工业大学、天津大学、南开大学等。

该项目于2008年申请，2009年获批并正式启动，时任哈尔滨工业大学机器人研究所副所长杜志江带领研发团队部分成员远赴德国考察并体验当时最新型的Da Vinci Si手术系统（图1-4）。

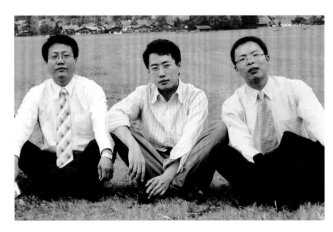

图 1-4　2009 年，研发团队赴德国考察（从左至右：杜志江、王伟东、崔亮）

项目组参考 Da Vinci Si 手术系统并进行仿制研发，医生控制台（surgeon console）采用了与 Da Vinci 手术系统相同的暗箱沉浸式外观设计，机械臂系统（patient cart）采用了立柱四臂形式，并于 2011 年完成第一代工程样机的设计研发工作（图 1-5~ 图 1-7）。

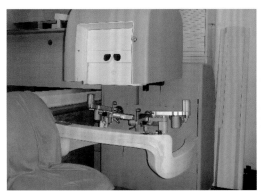
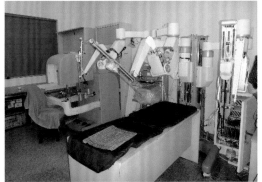

图 1-5　2011 年，腔镜手术机器人系统第一代工程样机研发完成

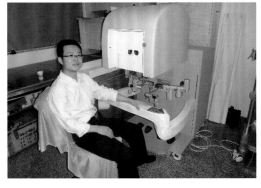
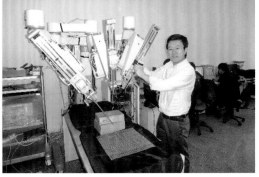

图 1-6　闫志远博士（左）和董为博士（右）作为主要研发人员参与并完成腔镜手术机器人系统第一代工程样机的设计、制造和测试工作

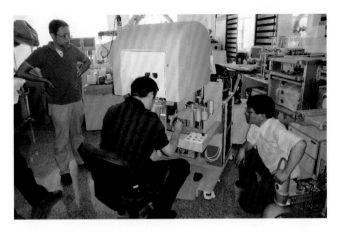

图 1-7　项目组共同探讨和测试工程样机（从左至右：崔亮、高江平、杜志江）

2012 年，项目组在总结第一代工程样机研发经验与教训的基础上，开发了第二代工程样机（图 1-8），并组织多次动物实验进行验证。项目组还特别应用（人体）新鲜尸体标本进行了机器人辅助胆囊切除术、肾部分切除术、根治性肾切除术，成功验证了该系统临床应用前的人体腹腔空间测试。该项目于 2013 年 7 月正式通过科技部结题验收（图 1-9）。

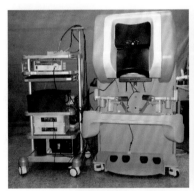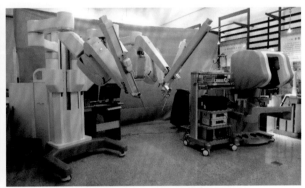

图 1-8　2012 年，腹腔镜手术机器人系统第二代工程样机研发完成

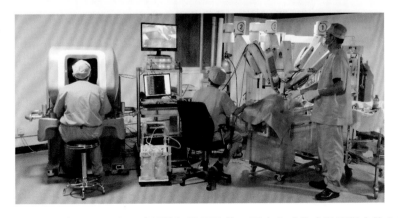

图 1-9　2013 年 7 月，该项目正式通过科技部结题验收，图中为动物实验现场（从左至右：崔亮、殷小涛、高江平）

依托哈尔滨工业大学机器人技术与系统国家重点实验室，以杜志江团队为核心，哈尔滨思哲睿智能医疗设备股份有限公司（以下简称"思哲睿公司"）于 2013 年 9 月成立并开展科技成果转化，后于 2014 年 1 月成立苏州康多机器人有限公司（2015 年 7 月，思哲睿公司出资收购苏州康多机器人有限公司的全部股权，后者由此变更为思哲睿公司的全资子公司）。

在既往 863 计划项目模仿进口设备研究的基础上，思哲睿公司从商业化应用角度开始重新考量手术机器人设备的设计思路，寻求开发新型、具有完全自主知识产权的手术机器人设备的可行性。

2014 年，研发团队根据临床应用 Da Vinci 手术系统所出现的痛点，如控制台的暗箱式显示器要求术者俯视（不少于 40°），该设计强迫在控制台前久坐的手术医生必须固定坐姿，且其颈部和躯干角度相对固定，并不符合人体工程学，导致手术医生术后肌肉骨骼疼痛，多篇文献指出这可能与术中不良姿势有关，且手术医生采取固定低头弯颈的方式观察手术区域影像，长时间的手术操作必然会对医生的颈部、腰部带来损伤。其次，暗箱式控制台的近距离、高亮视野也会对医生的视力造成损害。基于以上临床应用痛点，研发团队采用了开放式控制台设计，方便医生保持舒适的身体姿态，避免长时间固定姿态造成眼部、颈部及腰部损伤；控制台还具备可升降式设计，方便医生自由调节控制台高度，缓解手臂疲劳（图 1-10）。

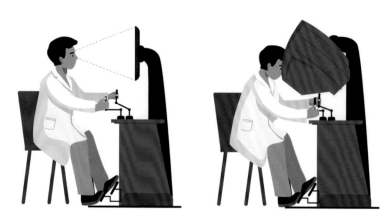

图 1-10　开放式控制台（左）与暗箱式控制台（右）示意图

开放式控制台和暗箱式控制台的手眼协调模式不同，但前者更接近普通腹腔镜手术的手眼协调模式，因此成熟的腹腔镜外科医生可以直接适应开放式控制台的手眼协调模式，实现人手、主操作手、手术影像同时保持在操作者的同一视野内，医生在手术过程中能获取更为全面的信息。

对于术中可能需要的多信息显示功能，如 Da Vinci 机器人控制台提供的 TilePro 功能（即信息集成显示功能，以画中画形式实时看到术中超声、心电图等关键信息），其存在明显缺点，当术中需要显示额外信息时，画中画形式将会占用术野画面（按比例缩小），同时在荧光显像时，仅能在术野中显示一种影像，如荧光显像界面或白光界面，无法同时显示，由此带来荧光污染和反复切换所致荧光视觉暂留，严重影响手术的流畅性。针对以上问题，研发团队基于开放式控制台的三维（3D）高清显示器，用以观察患者腔内实时三维放大图像和术中操作时的信息提示，同时在其上装配了另一块显示器作为术中辅助显示器，可以显示术前影像、三维重建规划、患者术中体征、术中荧光显像等信息，从而提供引导并协助术者操作（图1-11）。

机械臂系统采用了四臂悬吊式结构设计（图1-12），相较Da Vinci S/Si立柱式臂系统，其各个机械臂悬吊于转盘上，实现了在术区上方的可旋转设计，能够灵活实现大范围手术区域摆位，且术中医生无须移动整机，即可适应患者不同手术区域的调整；如此悬吊式结构设计也让医生更容易实现机械臂的升降、旋转、折叠等操作，同时更便于医护人员进行术前机械臂摆位和对接，明显缩短手术准备时间。

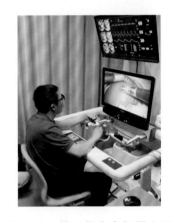

图1-11　第一代康多机器人开放式双屏控制台

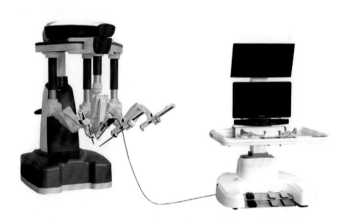

图1-12　四臂悬吊式臂系统及开放式双屏控制台

由此，思哲睿公司研发出了国内第一款具有完全自主知识产权的开放式双屏控制台、四臂悬吊式腔镜机器人样机，并陆续开展多项动物实验进行系统验证（图1-13）。

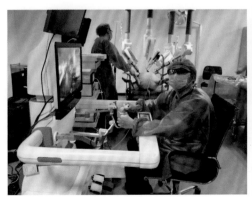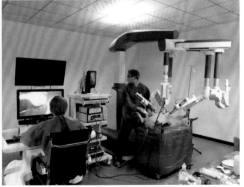

图1-13　2016年，国内首台康多机器人产品样机成功研发并完成动物实验

2017 年，该款开放式双屏控制台、四臂悬吊式腔镜机器人手术系统在北京国家会议中心举办的第 29 届国际医疗仪器设备展览会（CHINAMED）上作为国产腔镜手术机器人设备首次亮相（图 1-14）。同年，研究团队应科技部邀请参加了在上海举办的第 19 届中国国际工业博览会（图 1-15）。

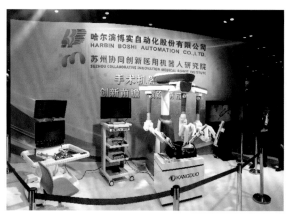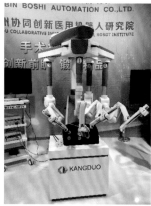

图 1-14　2017 年，康多机器人开放式双屏控制台、四臂悬吊式腔镜机器人手术系统亮相第 29 届国际医疗仪器设备展览会（CHINAMED）

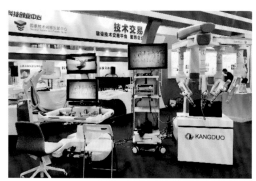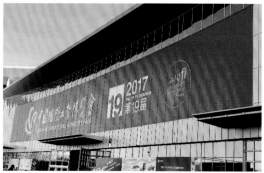

图 1-15　2017 年，康多机器人开放式双屏控制台、四臂悬吊式腔镜机器人手术系统亮相第 19 届中国国际工业博览会

中国医疗市场需要功能完备、成本可控的手术机器人产品。自 2006 年达芬奇手术机器人进入中国市场以来，手术机器人在中国开始普及，装机量在中国逐年攀升，但其售价较高，购买达芬奇手术机器人会占用医院较多预算。达芬奇手术机器人设备和耗材的高售价导致使用达芬奇手术机器人辅助开展手术的费用也较高。高昂的产品费用和手术费用阻碍了腔镜手术机器人在医院、医生和患者间的进一步普及。近年来，国家与地方出台了如《关于完善骨科"手术机器人""3D 打印"等辅助操作价格及相关政策的指南（征求意见稿）》《关于规范手术机器人辅助操作系统使用和收费行为的通知》等一系列政策，引导机器人辅助手术朝着合理化定价的方向发展，只有功能完备、成本可控的手术机器人产品才能让机器人辅助手术在国内进一步推广，更好地惠及广大患者。

思哲睿公司在开发手术机器人产品的过程中，与多位有腔镜手术机器人使用经验的医生保持着长期充分的沟通，及时采集临床需求并改进产品设计。医生在使用四臂设计的达芬奇手术机器人开展手术时，通常只会使用其中的 3 条机械臂。达芬奇公司早期创始人 Bondarenko 于 2014 年发表的文献 *The Da Vinci Surgical System* 中提到了达芬奇系统由三臂向四臂系统升级的主要动机是方便医生控制组织牵拉，但该设计增加了系统成本和手术成本，而且组织牵拉等简单操作可由助手完成；同时使用第四臂涉及手术器械的更换和主刀医生的切换控制，上述过程也会影响手术操作的流畅性。因此，医生在使用达芬奇手术机器人开展手术时，为降低手术成本，往往只会使用其中的 3 条机械臂（2 条持械臂、1 条持镜臂），第四臂在手术过程中常常被闲置。

基于上述因素，2018 年，思哲睿公司研发团队根据中国医疗市场实际情况和中国医生临床需求反馈，明确了将高性能、易操作性和高性价比作为康多机器人的设计理念，设计开发出首款定型的临床样机——康多机器人（KD-SR-01/SR1000），即开放式双屏控制台、三臂悬吊式腔镜机器人手术系统（图 1-16）。该系统支持搭配市售的三维高清影像系统，如 Storz、Olympus 等，可以明显降低医疗机构的设备采购成本，并增加影像系统的通用性，提高手术室设备的使用效率。在保证产品精准流畅操作的同时，该系统合理控制了产品成本，有力地促进了手术机器人的推广与普及。

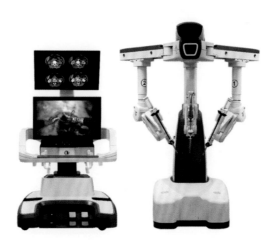

图 1-16　康多机器人（KD-SR-01/SR1000）

针对临床医生所担心的三臂机器人与四臂机器人是否存在技术壁垒以及三臂机器人能否完成复杂手术的疑问，研发团队具体分析如下。

其一，三臂机器人和四臂机器人的关键区别在于患者手术平台的机械臂数量，其余组件几乎没有区别。三臂机器人和四臂机器人每条机械臂的电气结构一致，均在各自机械臂结构内布置，增加一条机械臂主要是对原有的电气结构进行复制，无须新增技术处理。在主从控制算法方面，四臂机器人与三臂机器人相比，新增的持械臂与其他持械臂的功能相同，仅需增加对新增持械臂的切换和控制，无须新增其他技术处理。因此，四臂机器人与三臂机器人相比不存在更高的技术壁垒。

其二，三臂机器人与四臂机器人的适用范围相同，在复杂手术场景下，四臂机器人不存在明显优势。已有多篇文献针对三臂机器人和四臂机器人开展了比较研究[6-9]，得出了两类机器人适用范围相同的结论，具体情况见表1-1。

表1-1　三臂机器人和四臂机器人适用范围对比文献总结

期刊名	文献名	样本量	结论
Journal of Minimally Invasive Gynecology	*Perioperative Outcomes of 3-Arm Versus 4-Arm Robotic Radical Hysterectomy in Patients with Cervical Cancer*	共纳入142例接受机器人手术的ⅠA1～ⅡB期宫颈癌患者，其中使用三臂机器人101例，四臂机器人41例	三臂机器人根治性子宫切除术治疗宫颈癌的手术结果和并发症发生率与四臂机器人相当，且三臂机器人组术后早期疼痛减少
Urology	*Surgical Outcomes of Three vs. Four Arm Robotic Partial Nephrectomy: Is the Fourth Arm Necessary?*	共评估61例三臂机器人肾部分切除术和59例四臂机器人肾部分切除术	使用3条机械臂可以安全有效地完成肾部分切除术；虽然缺血时间增加，但差异很小，可能没有临床意义；不需要在肾部分切除术中常规添加第四臂
Cureus	*Use of Bariatric Ports in 4-Arm Robotic Partial Nephrectomy: A Comprehensive Study With the Standard 3-Arm Techique*	共评估40例三臂机器人肾部分切除术和40例四臂机器人肾部分切除术	肾部分切除术中，在床旁助手训练有素的情况下，两种技术（三臂与四臂）的手术结果相似，没有必要为经验丰富的机器人外科医生增加第四臂
《机器人外科学杂志》	达芬奇机器人手术系统"3+X"模式在胃癌根治术中的应用现状	共评估"3+2"模式下（2条持械臂、1条持镜臂+2名床旁助手）患者30例，经典模式下（3条持械臂、1条持镜臂+1名床旁助手）患者30例	相较于经典模式下达芬奇机器人胃癌根治术，"3+2"模式手术时间缩短、费用降低；其余围术期资料（术中出血量、中转开腹率、术后住院时间、术后通气时间、淋巴结清扫数目、术后并发症率）在两种模式间差异无统计学意义；此外，"3+2"模式可以显露更广的手术视野、缩短学习曲线、加强助手的配合及团队协作

此外，根据康多机器人SR1000对照临床试验的总结报告，三臂设计的手术机器人在辅助开展手术时需要床旁助手更多地参与手术，在这个过程中有助于提升主刀医生的操作体验。四臂设计的手术机器人在手术中需要切换机械臂，切换过程会降低手术的流畅度。

机器人辅助腔镜手术并不因为使用第四臂而无须床旁助手，术中仍然需要床旁助手的配合。在床旁助手方面，三臂机器人和四臂机器人的主要差异在于床旁助手在手术过程中的配合程度。三臂机器人与四臂机器人的操作孔一般均为5个，其在手术过程中的主要区别在于床旁助手是通过1个操作孔还是2个操作孔进行辅助操作。三臂机器人和四臂机器人的使用方法比较见表1-2。

表1-2　三臂机器人和四臂机器人使用方法比较

比较项目	三臂机器人	四臂机器人
机械臂具体情况	2 条持械臂、1 条持镜臂	3 条持械臂、1 条持镜臂
通常患者体表打孔数量	5孔（3个机械臂孔、2个助手孔）	5孔（4个机械臂孔、1个助手孔）
同一时刻可操作的手术器械数量	4个（2个机械臂器械、2个助手器械）	3个（2个机械臂器械、1个助手器械）
是否需要床旁助手	需要	需要
床旁助手的配合程度	高	低

　　若床旁助手是新手，则存在床旁助手与主刀医生无法进行高效配合的可能，主刀医生可以自己用第四臂进行牵拉等手术操作，使用四臂机器人存在部分优势。对于较为熟练的外科医生，其作为床旁助手参与机器人辅助手术时，使用三臂机器人开展手术往往具备更好的手术流畅度和操作体验。相对于第四臂的牵拉暴露，三臂机器人辅助手术中助手的操作模式更为灵活，并减少了术者在切换第三臂与第四臂之间的手术时间，可以更好地提高手术效率和质量。

　　从卫生经济学角度考虑，三臂机器人的手术成本更低。与四臂机器人相比，三臂机器人的单台设备售价更低，后续维保费用也相对较低。此外，三臂机器人单台手术需要的耗材数量相对较少，因此，医院采用三臂机器人开展手术的成本更低，患者也能获得更为实惠的医疗服务。

　　基于上述临床反馈和分析，康多机器人确立了率先推出三臂机器人的商业化思路。

　　2018 年 1 月，北京医院泌尿外科刘明教授赴哈尔滨首次试用康多机器人（KD-SR-01/SR1000）（图 1-17）。

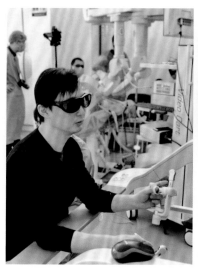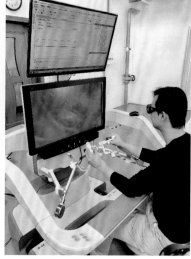

图 1-17　2018 年 1 月，刘明教授试用康多机器人（KD-SR-01/SR1000）

2018 年 5 月，中国医学科学院肿瘤医院泌尿外科邢念增教授在民航总医院动物实验中心试用康多机器人（KD-SR-01/SR1000），并提出改进意见（图 1-18）。

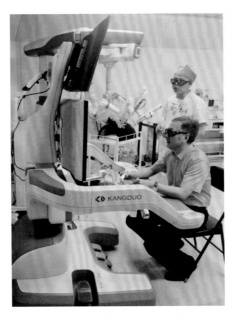

图 1-18　2018 年 5 月，邢念增教授试用康多机器人（KD-SR-01/SR1000）

2018 年 6 月，康多机器人（KD-SR-01/SR1000）亮相首届民航科教创新成果展（图 1-19）。

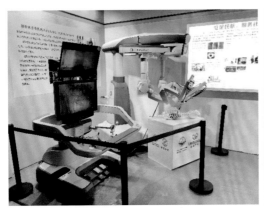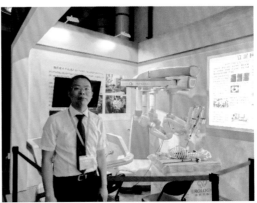

图 1-19　2018 年 6 月，康多机器人亮相首届民航科教创新成果展

北京大学第一医院李学松教授和周利群教授分别于 2018 年 8 月 8 日和 24 日在民航总医院动物实验中心试用康多机器人（KD-SR-01/SR1000）（图 1-20），并表示将努力协同推进临床应用前的各类验证，由此康多机器人正式进入临床前研究阶段。

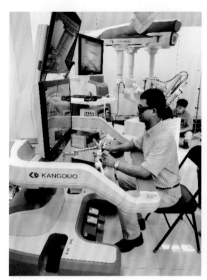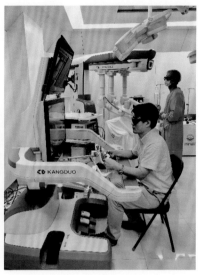

图 1-20　2018 年 8 月，李学松教授（左）和周利群教授（右）试用康多机器人（KD-SR-01/SR1000）

2019 年 4 月 8 日，李学松教授团队赴苏州开展普通 3D 腹腔镜与康多机器人辅助腹腔镜肾部分切除术的前瞻性对照动物实验研究（共 12 例，实验动物：猪），并进行围术期参数及人体工程学方面的比较（图 1-21）。该实验证明了康多机器人采取开放式控制台设计，可以使术者颈部及腰部保持自然直立姿势，斜方肌负荷相对较低，从而以实验验证的方式，说明开放式控制台所具有的人体工程学优势。

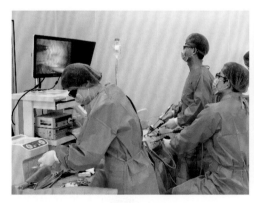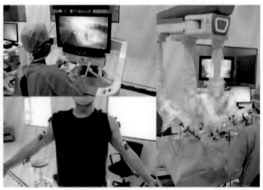

图 1-21　2019 年 4 月，李学松教授团队在苏州开展普通 3D 腹腔镜与康多机器人辅助腹腔镜肾部分切除术前瞻性对照动物实验研究

北京协和医院泌尿外科纪志刚教授和浙江省人民医院泌尿外科张大宏教授分别于 2019 年 5 月 31 日和 6 月 1 日赴苏州试用康多机器人（KD-SR-01/SR1000）（图 1-22），均表示将鼎力支持国产腔镜手术机器人的研发和临床应用。

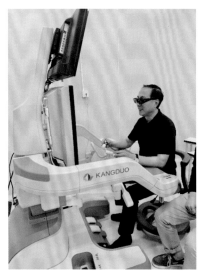
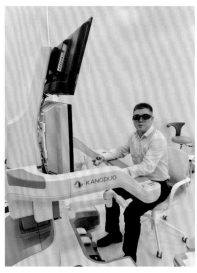

图 1-22 北京协和医院纪志刚教授（左）和浙江省人民医院张大宏教授（右）试用康多机器人（KD-SR-01/SR100）

2019 年 10 月 11 日，北京大学第一医院和北京协和医院手术室护理团队赴苏州进行设备试用和研发改进指导（图 1-23）。

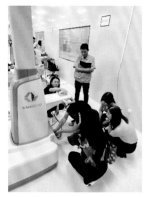
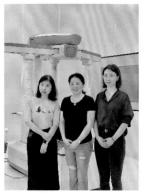
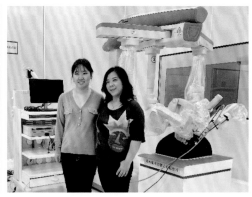

图 1-23 手术室护理团队：北京协和医院牛荣、陆相云、任天尧（中），北京大学第一医院何京蕊、谢辉（右）

2020 年 8 月 7 日，北京大学第一医院李学松教授团队成功开展康多机器人（KD-SR-01/SR1000）首组临床手术，即国产康多机器人辅助肾盂成形术（图 1-24），术后患者恢复良好。

2021—2022 年，由北京大学第一医院周利群教授牵头开展康多机器人（SR1000）辅助肾部分切除术，由北京协和医院纪志刚教授牵头开展康多机器人（SR1000）辅助根治性前列腺切除术，两项各自单一术式前瞻性、多中心、随机、平行对照设计的临床试验结果显示，试验组康多机器人 SR1000 与对照组达芬奇 Si 机器人在主要有效性终点手术成功率方面达到 100%。同时，在试验的主要及次要有效性评价指标、安全性评价指标方面，试

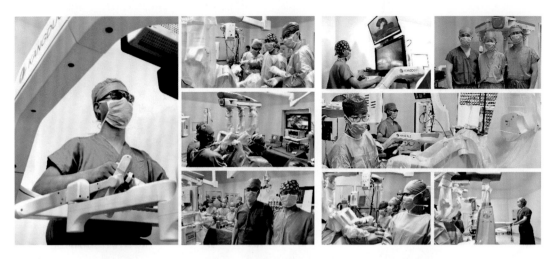

图 1-24 2020 年 8 月，李学松教授团队成功开展康多机器人（KD-SR-01/SR1000）首组临床手术

验组与对照组相比均无统计学差异，表明康多机器人 SR1000 与达芬奇 Si 机器人在临床使用的安全性、有效性上实质性等同（表 1-3）。

表1-3 康多机器人SR1000与达芬奇Si机器人的前瞻性、多中心、随机、平行对照临床试验（RCT研究）结果对比

主要评价指标	肾部分切除术（*n*=99）			根治性前列腺切除术（*n*=79）		
	试验组（康多机器人SR1000）（*n*=49）	对照组（达芬奇 Si 机器人）（*n*=50）	*P* 值	试验组（康多机器人SR1000）（*n*=40）	对照组（达芬奇 Si 机器人）（*n*=39）	*P* 值
手术成功率	100%	100%	—	100%	100%	—
术中出血量（ml）	57.63 ± 125.91	55.60 ± 87.06	0.719	122.25 ± 90.93	122.56 ± 119.84	0.463
机械臂操作时间（min）	69.55 ± 30.87	61.45 ± 19.70	0.310	126.41 ± 43.98	116.48 ± 54.83	0.075
NASA-TLX 量表	在脑力需求、体力需求、时间需求、任务完成情况、努力程度 5 个指标方面，试验组均优于对照组；在受挫程度指标方面两组无差异			在脑力需求、任务完成情况、努力程度、受挫程度指标方面，试验组明显优于对照组；在体力需求、时间需求指标方面，两组无明显差异		
术中操作感受	两组在术中操作感受方面无统计学差异，说明试验组设备和对照组设备的操作性能相当			术中操作感受评分的组间比较分析表明，试验组的操作感受评分明显优于对照组		

注：RCT（randomized controlled trial），随机对照试验；NASA-TLX（National Aeronautics and Space Administration Task Load Index），美国航空航天局任务负荷指数。

康多机器人 SR1000 在这两项术式的 NASA-TLX 量表评估指标上均显著优于达芬奇 Si 机器人，在根治性前列腺癌切除术的术中操作感受上显著优于达芬奇 Si 机器人，体现了康多机器人 SR1000 在医生使用体验上的相对优势。

2022 年，思哲睿公司推出改进型康多机器人 SR1500 三臂腔镜机器人手术系统（图 1-25）。

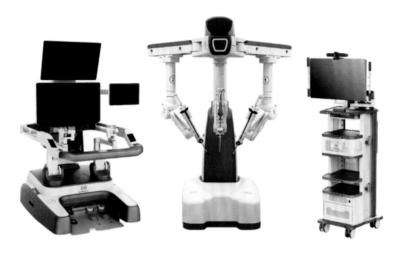

图 1-25　康多机器人 SR1500

相较 SR1000 系统，SR1500 系统更新了医生控制台。该型控制台引入了更多创新设计理念，将多模态医学影像导航辅助手术理念引入腔镜机器人手术系统的工业设计，结合既往开放式多屏控制台的人体工程学设计（图 1-26），并拓展实现多控制台协同远程腔镜机器人手术，形成临床应用可拓展的平台式产品设计，除了为医生提供机器人手术的精准操控外，还提供了三维重建、荧光显像、术中超声、AR（增强现实）、VR（虚拟现实）等多模态医学影像导航信息，有利于进一步提高机器人手术的有效性和安全性。

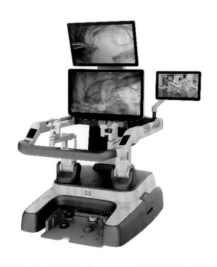

图 1-26　康多机器人 SR1500 开放式多屏控制台

由于开放式控制台在医生操作体验上存在优势，目前已有较多新近开发的腔镜手术机器人厂商采用了此种设计，如 Asensus Surgical 公司的 Senhance 系统、CMR Surgical 公司的 Versius 系统以及 Medtronic 公司的 Hugo RAS 系统等，但其主手的设计依然采用普通腹腔镜操作模式，极大地限制了术者手腕的运动范围。

康多机器人创新性地将开放式控制台与全自由度主手相结合（图 1-27），在符合人体工程学、实现医生手眼协同方面，基于开放式控制台的直觉式主从操作算法是根本的技术创新，是独立自主知识产权，并没有走模仿达芬奇机器人的老路。

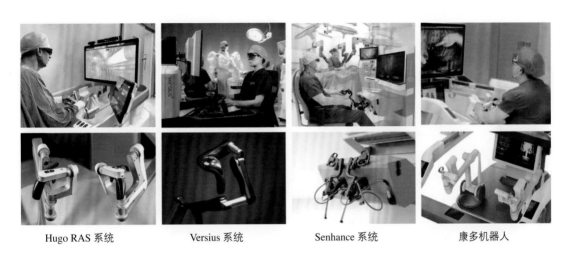

Hugo RAS 系统　　　　Versius 系统　　　　Senhance 系统　　　　康多机器人

图 1-27　采用开放式控制台设计的各种品牌手术机器人主手操作模式比较

详解创新，即构型和算法的创新。开放式控制台相较暗箱式控制台存在构型的创新，而算法的创新才是根本创新。主从直觉操作运动映射算法是实现手眼协同所需的主要算法，它保障了主操作手运动与从操作手运动的映射关系，是为了让医生直接感受到手术器械的运动与医生手术意图相一致而设计的算法。暗箱式控制台基于"医生眼不动 - 手动"的方式开发映射算法。由于医生在手术过程中始终保持头部固定，因此该映射算法的复杂度相对较低。另外，暗箱式控制台的封闭式设计要求医生在手术中需保持眼部时刻紧贴观察区域，容易产生眼部疲劳甚至慢性损伤。而在开放式控制台模式下，医生在手术中无须固定姿态，因此需要基于"医生眼动 - 手动"的方式开发映射算法，解决"人眼移动对 3D 显示景深的干扰"等诸多复杂的手眼协同问题。

在医生头部可自由活动的前提下，为了能给医生带来手眼协调的主从操作体验，同时保证操作过程的精准，康多机器人研发团队在映射算法中引入了头部姿态估计算法，该算法能适应医生头部运动，从而补偿和缓解人眼移动造成的负面影响。利用算法模型充分降低对医生的位姿约束要求，将主操作手的安装布置和工作空间布局与开放式控制台的视觉观察系统及医生进行人机协同的"手眼匹配"建模，通过首创的开放式条件下的手眼匹配模型，实现开放观察模式下最大操作位姿范围的主从直觉运动操作，从而确保医生在位姿相对自由情况下的手眼协同需求，提升了医生控制台的人机适应范围，实现了对医生疲劳度的控制。

针对开放式控制台的使用需求，研发团队采用了一系列人机交互适应性设计及手眼协同算法处理，由于要在位姿相对自由的情况下保证人机协同质量，其技术相较暗箱式控制台来说实现难度更大，需要解决的问题也更为复杂。不过，康多机器人已完美解决了上述难点，以创新产品带给医生更好的操作体验。

2023 年，思哲睿公司推出康多机器人 SR2000 四臂腔镜机器人手术系统（图 1-28）。

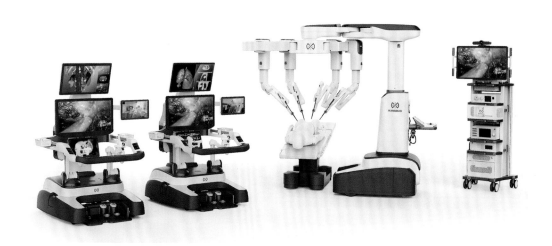

图 1-28　康多机器人 SR2000

SR2000 系统相较 SR1500 更新了臂系统，结合 SR1000、SR1500 采用三臂设计，SR2000 采用四臂悬吊式臂系统，康多机器人以期通过多型号产品更好地覆盖腔镜手术机器人的各类市场需求。

2023 年 11 月，思哲睿公司创新性推出康多机器人"3+X""4+1"双控制台五臂腔镜机器人手术系统，也将很快在临床开展应用。

手术机器人标准方面，国际标准化组织（International Standards Organization，ISO）和国际电工委员会（International Electrotechnical Commission，IEC）于 2011 年成立了国际医疗机器人标准联合工作组（JWG9），2012 年，康多机器人公司董事长杜志江作为我国首批技术专家加入该工作组，康多机器人公司董事崔亮于 2013 年加入该工作组。杜志江和崔亮参与制订了国际医疗机器人标准 IEC 80601-2-77：机器人辅助手术设备基本安全和基本性能的特殊要求（*Particular requirements for the basic safety and essential performance of robotically assisted surgical equipment*），该标准已于 2019 年正式发布。

相较于国外，中国腔镜手术机器人虽然起步较晚，但发展迅速。近年来，国家鼓励政策不断出台，863 计划为手术机器人的研发提供了资金、信息技术以及专业人才整合方面的支持，大力推动科研项目转化为医疗设备成品。此外，随着我国医疗技术的提升，手术机器人核心技术的积累，以及人工智能与互联网技术的不断突破，本土企业的腔镜手术机器人正朝着微创、精准、轻小化、模块化的方向快速发展，从而使腔镜手术机器人辅助手术更为安全、精准、高效。国内腔镜手术机器人将立足自主知识产权，结合多种尖端新兴技术，努力创新突破，进一步加快腔镜手术机器人在临床应用的推广与拓展。

第四节　基于 IDEAL 框架的康多机器人临床应用研究

外科临床研究是临床实践的重要组成部分，也是医学界最富有创新精神的领域之一。然而，与药物临床研究相比，外科临床研究的质量却受到了更多的批评与质疑。一个核心痛点是尽管研究数量众多，但由于缺少高质量的随机对照试验及系统评价，外科治疗的系统评价更多依赖于"较薄弱的证据"（如队列研究及病例系列研究）。因此，提高外科研究质量非常重要且紧迫。与药物治疗不同，外科治疗具有侵入性、不可逆性、复杂性、高度依赖操作者技能、技术易变等特点，这使得对外科创新技术和器械的评估不能简单照搬药物评估的方法学框架。在此背景下，由英国牛津大学发起，联合全球各地外科医生、临床流行病学家、统计学家和学术编辑等外科研究相关人员共同组成的国际性外科创新学术协作组织，即 IDEAL（Idea，Development，Exploration，Assessment，Long-term follow up）协作网（IDEAL Collaboration）于 2009 年正式提出了外科 IDEAL 框架与指南，并于 2019 年更新，显著促进了外科从传统、不受控制、回顾性的病例系列研究向有计划的前瞻性观察和试验研究转变[10-11]。

最新的 IDEAL 框架将外科干预措施的评价路径分为 6 个阶段（表 1-4），代表了外科创新技术或器械设备从提出概念到开发验证、再到广泛临床应用的全生命周期评价。这 6 个阶段及其核心问题具体如下。

pre-IDEAL 阶段（preclinical stage）：临床前评价，是外科创新的临床前非人体研究阶段，核心是论证该外科创新的技术可行性、安全性风险及潜在获益。

第 1 阶段（stage 1）：IDEAL– 设计（idea），核心是定义该外科创新的技术概念以及评估其有无必要性。

第 2 阶段（stage 2）：IDEAL– 开发（development），核心是评估该外科创新是否具备足够的技术稳定性和可重复性，以便在更广泛多样的人群中进行研究。

第 3 阶段（stage 3）：IDEAL– 探索（exploration），核心是评估该外科创新的适应证、技术方案和质量措施是否达成一致，能否开展确证性临床对照试验。

第 4 阶段（stage 4）：IDEAL– 评价（assessment），核心是评估该外科创新的疗效及安全性（与目前的标准治疗相比）。

第 5 阶段（stage 5）：IDEAL– 长期随访（long-term follow up），核心是评估该外科创新有无任何迟发或罕见的不良反应，其适应证或干预质量是否随时间发生变化。

表1-4　IDEAL框架

阶段	研究对象	研究设计	主要研究内容	核心结局指标
pre-IDEAL 阶段 临床前评价	动物	临床前非人体研究	论证外科创新的技术可行性、安全性风险及潜在获益	
第 1 阶段 IDEAL– 设计	高度选择的患者	个案研究或小型病例系列研究	对外科创新最早的临床应用进行完整详细的描述	技术可行性、安全性、短期疗效，尤其要报告全部的不良事件
第 2 阶段 IDEAL– 开发	小规模地扩大研究者数量（一般不超过 30 例患者）	小样本单中心前瞻性队列研究	技术优化，获得稳定成熟的技术方案	安全性及成功率、入选与排除标准，避免其他研究者重复可能有害的技术调整
第 3 阶段 IDEAL– 探索	患者	多中心协作的前瞻性队列研究或可行性随机对照试验	稳定性和质量评价、学习曲线评估和质量评价	安全性、短期的临床疗效、以患者为中心的结局或患者报告结局等
第 4 阶段 IDEAL– 评价	患者	以当前标准治疗为对照的大样本多中心随机对照试验	确认主要疗效以及安全性	
第 5 阶段 IDEAL– 长期随访	患者	注册登记研究	长期疗效评价和干预质量变化	在第 4 阶段研究周期中无法获得的长期疗效与安全性结果

依据上述 IDEAL 框架，专家团队使用康多机器人完成了一系列泌尿外科领域的高质量临床应用研究，获取了最高等级的循证医学证据[12-19]。具体研究成果见表 1-5。

表1-5　基于IDEAL框架的康多机器人临床应用研究

序号	文献题目	作者	作者单位	发表期刊	发表年份	卷期页
pre-IDEAL 阶段　临床前评价（preclinical stage）：临床前非人体研究						
1	5G 远程机器人手术动物实验研究	刘荣、赵国栋、孙玉宁、杨文龙、刘景丰、黄亮、谢武、赵伟、纪洪辰	中国人民解放军总医院，苏州康多机器人有限公司	《中华腔镜外科杂志（电子版）》	2019	12(1):45-48
2	Comparison of KD-SR-01 robotic partial nephrectomy and 3D-laparoscopic partial nephrectomy from an operative and ergonomic perspective: A prospective randomized controlled study in porcine models	Xiaofei Dai, Shubo Fan, Han Hao, Kunlin Yang, Cheng Shen, Gengyan Xiong, Xueying Li, Liang Cui, Xuesong Li, Liqun Zhou	Peking University First Hospital, Beijing, China Civil Aviation General Hospital, Beijing, China	Int J Med Robot	2021	17(2):e2187
3	国产机器人辅助腹腔镜系统手术动物实验研究	刘艳燕、易跃雄、熊家强、杨琨、邓鹏瀚、陈雨柔、樊冠兰、张蒴	武汉大学中南医院	《中华实验外科杂志》	2022	39(2):280-283
4	国产腹腔内窥镜手术机器人辅助显微输精管吻合术的动物实验研究	崔亮、韩旭、李铭楠、彭靖、李学松	民航总医院，北京大学第一医院	《腹腔镜外科杂志》	2022	27(8):612-617
5	Analysis of KangDuo-SR-1500 and KangDuo-SR-2000 robotic partial nephrectomy from an operative and ergonomic perspective: a prospective controlled study in porcine models	Liqing Xu, Xinfei Li, Shubo Fan, Zhihua Li, Wei Zuo, Silu Chen, Peng Zhang, Liang Cui, Liqun Zhou, Kunlin Yang, Xuesong Li	Peking University First Hospital, Beijing, China Civil Aviation General Hospital, Beijing, China	J Robot Surg	2024	18(1):26

（续表）

序号	文献题目	作者	作者单位	发表期刊	发表年份	卷期页
第1阶段　IDEAL-设计（idea）：个案研究或小型病例系列研究						
6	康多内镜手术机器人系统改良离断式"V"型肾盂瓣技术治疗成人马蹄肾合并肾积水1例	熊盛炜、贾华、代晓飞、樊书波、李志华、李新飞、王杰、朱杰、杨昆霖、李学松、穆莉、周利群	北京大学第一医院	《泌尿外科杂志（电子版）》	2021	13(1):29-31
7	国产康多手术机器人辅助腹腔镜根治性前列腺切除术	王杰、张中元、郝瀚、代晓飞、朱军、虞巍、樊书波、熊盛炜、崔亮、李学松、周利群、湛诚	北京大学第一医院	《中华腔镜外科杂志（电子版）》	2021	14(5):318-320
8	侧卧位经腹入路国产康多机器人辅助腹腔镜肾部分切除术	袁昌巍、李志华、王杰、樊书波、熊盛炜、杨昆霖、李学松、周利群	北京大学第一医院	《中华腔镜外科杂志（电子版）》	2021	14(04):239-240
9	国产康多内镜手术机器人系统无功能肾切除术1例	王冰、张箫薇、韩冠鹏、李志华、樊书波、刁明鑫、刁英智、李学松	北京大学第一医院	《泌尿外科杂志（电子版）》	2022	14(2):113-116
10	国产内窥镜手术机器人下输尿管膀胱再植联合卵巢囊肿剥除术一例：国内首例报道	韩冠鹏、张箫薇、樊书波、李志华、代晓飞、杨昆霖、贾克、周利群、张岩、李学松	北京大学第一医院	《机器人外科学杂志（中英文）》	2023	4(2):160-166
11	Robot-assisted modified bilateral dismembered V-shaped flap pyeloplasty for ureteropelvic junction obstruction in horseshoe kidney using KangDuo-Surgical-Robot-01 System	Zhenyu Li, Xinfei Li, Shubo Fan, Kunlin Yang, Chang Meng, Shengwei Xiong, Silu Chen, Zhihua Li, Xuesong Li	Peking University First Hospital, Beijing, China	Int Braz J Urol	2023	49(3):388-390
12	国产康多内镜手术机器人系统膀胱癌根治术1例	黄亦葳、应沂岑、李志华、樊书波、杨昆霖、李新飞、张萌、郝瀚、利群、李学松	北京大学第一医院	《泌尿外科杂志（电子版）》	2023	(3):80-83

（续表）

序号	文献题目	作者	作者单位	发表期刊	发表年份	卷期页
13	国产手术机器人辅助下腮腺肿瘤切除1例	朱桂全、马中凯、曹昶、何佳潞、洪嘉蔚、任冈睪、夏辉、闫冰、王晓毅、李龙江、李春洁	四川大学华西口腔医院	《华西口腔医学杂志》	2024	42(2): 262-267
第2阶段　IDEAL–开发（development）：小样本单中心前瞻性队列研究						
14	Robot-assisted pyeloplasty using a new robotic system, the KangDuo Surgical Robot-01: a prospective, single-centre, single-arm clinical study	Shubo Fan, Xiaofei Dai, Kunlin Yang, Shengwei Xiong, Gengyan Xiong, Zhihua Li, Sida Cheng, Xinfei Li,Chang Meng, Hua Guan, Yanbo Huang, Li Mu, Liang Cui, Liqun Zhou, Xuesong Li	Peking University First Hospital, Beijing, China	BJU Int	2021	128(2):162-165
15	国产机器人辅助腹腔镜肾上腺肿瘤切除术五例初步结果	东洁、徐维锋、纪志刚	北京协和医院	《中华泌尿外科杂志》	2021	42(5):381-384
16	国产内窥镜手术机器人系统在肾部分切除术中的初步临床应用	李学松、樊书菠、熊盛炜、代院飞、杨昆霖、李志华、孟畅、王杰、张争、蔡林、张崔建、张中元、虞巍、谌诚、王刚、周利群	北京大学第一医院	《中华泌尿外科杂志》	2021	42(5):375-380
17	Partial nephrectomy through retroperitoneal approach with a new surgical robot system, KD-SR-01	Jie Wang, Shubo Fan, Cheng Shen, Kunlin Yang, Zhihua Li, Shengwei Xiong, Chang Meng, Cuijian Zhang,Lin Cai, Zhongyuan Zhang, Wei Yu, Xiaofei Dai, Liang Cui, Zheng Zhang, Xuesong Li, Liqun Zhou	Peking University First Hospital, Beijing, China	Int J Med Robot	2022	18(2):e2352
18	Robot-assisted partial nephrectomy with a new robotic surgical system: feasibility and perioperative outcomes	Weifeng Xu, Jie Dong, Yi Xie, Guanghua Liu, Jingmin Zhou, Huizhen Wang, Shengjie Zhang, Hui Wang, Zhigang Ji, Liang Cui	Peking Union Medical College Hospital, Beijing, China	J Endourol	2022	36(11):1436-1443

（续表）

序号	文献题目	作者	作者单位	发表期刊	发表年份	卷期页
19	Robot-assisted radical prostatectomy using the KangDuo Surgical Robot-01 System: a prospective, single-center, single-arm clinical study	Shubo Fan, Zhongyuan Zhang, Jie Wang, Shengwei Xiong, Xiaofei Dai, Xu Chen, Zhihua Li, Guanpeng Han, Jun Zhu, Han Hao, Wei Yu, Liang Cui, Cheng Shen, Xuesong Li, Liqun Zhou	Peking University First Hospital, Beijing, China	J Urol	2022	208(1):119-127
20	国产机器人辅助腹腔镜经腹膜外根治性前列腺切除及尿道周围全重建术初步经验	王杰，张中元，陈旭，樊书菠，朱军，李志华，郝瀚，熊盛炜，虞巍	北京大学第一医院	《临床泌尿外科杂志》	2023	38(2):92-98
21	Feasibility, safety and effectiveness of robot-assisted retroperitoneal partial adrenalectomy with a new robotic surgical system: a prospective clinical study	Jie Dong, Ruoyu Ji, Guanghua Liu, Jingmin Zhou, Huizhen Wang, Weifeng Xu, Zhigang Ji and Liang Cui	Peking Union Medical College Hospital, Beijing, China	Frontiers in surgery	2023	10:1071321
22	Feasibility and safety of dual-console telesurgery with the KangDuo Surgical Robot-01 System using fifth-generation and wired networks: an animal experiment and clinical study	Shubo Fan, Weifeng Xu, Yingzhi Diao, Kunlin Yang, Jie Dong, Mingwei Qin, Zhigang Ji, Cheng Shen, Liqun Zhou, Xuesong Li	Peking University First Hospital, Beijing, China	Eur Urol Open Sci	2023	49:6-9
第 3 阶段 IDEAL-探索（exploration）：多中心协作的前瞻性队列研究或可行性随机对照试验						
23	Pyeloplasty with the Kangduo Surgical Robot vs the da Vinci Si Robotic System: preliminary results	Shubo Fan, Shengwei Xiong, Zhihua Li, Kunlin Yang, Jie Wang, Guanpeng Han, Xinfei Li, Silu Chen, Changwei Yuan, Chang Meng, Xiaofei Dai, Li Mu, Xuesong Li, Liqun Zhou	Peking University First Hospital, Beijing, China	J Endourol	2022	36(12):1538-1544

（续表）

序号	文献题目	作者	作者单位	发表期刊	发表年份	卷期页
24	The application of internal suspension technique in retroperitoneal robot-assisted laparoscopic partial nephrectomy with a new robotic system KangDuo Surgical Robot-01: initial experience	Silu Chen, Shubo Fan, Hua Guan, Kunlin Yang, Zhihua Li, Shengwei Xiong, Xiang Wang, Zhenyu Li, Cheng Shen, Liqun Zhou, Xuesong Li	Peking University First Hospital, Beijing, China	Asian J Urol	2023	10(4):482-487
第 4 阶段　IDEAL-评价（assessment）：以当前标准治疗为对照的大样本多中心随机对照试验						
25	Robot-assisted partial nephrectomy with the newly developed Kangduo Surgical Robot versus the da Vinci Si Robotic System: a double-center prospective randomized controlled noninferiority trial	Xuesong Li, Weifeng Xu, Shubo Fan, Shengwei Xiong, Jie Dong, Jie Wang, Xiaofei Dai, Kunlin Yang, Yi Xie, Guanghua Liu, Chang Meng, Zheng Zhang, Lin Cai, Cuijian Zhang, Zhongyuan Zhang, Zhigang Ji, Cheng Shen, Liqun Zhou	Peking University First Hospital, Beijing, China; Peking Union Medical College Hospital, Beijing, China	Eur Urol Focus	2023	9(1):133-140
26	Robot-assisted laparoscopic radical prostatectomy using the Kangduo Surgical Robot versus the da Vinci Si Robotic System	Shubo Fan, Han Hao, Silu Chen, Jie Wang, Xiaofei Dai, Meng Zhang, Xu Chen, Zhihua Li, Shengwei Xiong, Guanpeng Han, Jun Zhu, Zhongyuan Zhang, Wei Yu, Liang Cui, Cheng Shen, Liqun Zhou, Xuesong Li	Peking University First Hospital, Beijing, China	J Endourol	2023	37(5):568-574

（续表）

序号	文献题目	作者	作者单位	发表期刊	发表年份	卷期页
27	Robot-assisted radical resection of colorectal cancer using the KangDuo Surgical Robot versus the da Vinci Xi Robotic System: short-term outcomes of a multicentre randomised controlled noninferiority trial	Zhen Sun, Tianyi Ma, Zhen Huang, Junyang Lu, Lai Xu, Yuliuming Wang, Xiangshu Li, Zhengqiang Wei, Guiyu Wang, Yi Xiao	Peking Union Medical College Hospital, Beijing, China The Second Affiliated Hospital of Harbin Medical University, Harbin, Heilongjiang, China The First Affiliated Hospital of Chongqing Medical University, Chongqing, China	*Surg Endosc*	2024	38(4):1867 - 1876
28	Comparison of short-term outcomes of robotic-assisted radical colon cancer surgery using the Kangduo Surgical Robotic System and the Da Vinci Si Robotic System: a prospective cohort study	Yunxiao Liu, Yuliuming Wang, Chunlin Wang, Xin Wang, Xin Zhang, Yihaoran Yang, Zhengqiang Wei, Yi Xiao, Guiyu Wang	The Second Affiliated Hospital of Harbin Medical University, Harbin, Heilongjiang, China The First Affiliated Hospital of Chongqing Medical University, Chongqing, China Peking Union Medical College Hospital, Beijing, China	*Int J Surg*	2024	110(3):1511- 1518
第 5 阶段　IDEAL- 长期随访（long-term follow up）：长期疗效评价和干预质量变化						
29	Robotic urologic surgery using the KangDuo-Surgical Robot-01 System: a prospective cohort study of 100 consecutive cases	Shengwei Xiong, Shubo Fan, Silu Chen, Kunlin Yang, Zhongyuan Zhang, Cheng Shen, Liqun Zhou, and Xuesong Li	Peking University First Hospital, Beijing, China	*J Urol*	2023	209(4):e956
30	Robotic urologic surgery using the KangDuo-Surgical Robot-01 System: a single-center prospective analysis	Shengwei Xiong, Shubo Fan, Silu Chen, Xiang Wang, Guanpeng Han, Zhihua Li, Wei Zuo, Zhenyu Li, Kunlin Yang, Zhongyuan Zhang, Cheng Shen, Liqun Zhou, Xuesong Li	Peking University First Hospital, Beijing, China	*Chin Med J (Engl)*	2023	136(24):2960- 2966
31	国产康多内窥镜手术机器人系统在泌尿外科中的应用进展	樊书菠，李学松	北京大学第一医院	《中国微创外科杂志》	2023	(02):140-143

第五节 康多机器人发展及应用重要里程碑

2013 年 9 月 17 日，哈尔滨思哲睿智能医疗设备股份有限公司成立。

2014 年 1 月 7 日，苏州康多机器人有限公司成立。

2018 年 12 月 18 日，世界首例基于 5G 网络的远程腔镜机器人手术动物实验成功实施。

2019 年 9 月 3 日，世界首例多点协同 5G 远程腔镜机器人手术动物实验成功实施。

2020 年 8 月 7 日，康多机器人 KD-SR-01/SR1000 首组临床手术（康多机器人辅助肾盂成形术）成功开展。

2021 年，"微创手术机器人关键技术及应用"项目荣获中国机械工业联合会、中国机械工程学会颁发的 2021 年度机械工业科学技术奖技术发明奖一等奖。

2022 年 4 月 10 日，世界首例跨运营商、跨网域 5G+ 固网专线（固定网络专用线路）多点协同远程临床实时交互教学手术（肾盂成形术）成功实施。

2022 年 5 月，康多机器人辅助根治性前列腺切除术的研究论文在《泌尿外科杂志》（*Journal of Urology*）上发表，作为首组发表在美国泌尿外科学会官方期刊的国产腹腔镜手术机器人系统相关研究，体现了以美国进口达芬奇手术机器人系统为主导的西方学术界对中国国产手术机器人系统临床应用的高度认可。

2022 年 6 月 24 日，康多机器人 KD-SR-01/SR1000 通过国家药品监督管理局（National Medical Products Administration，NMPA）审查并获批上市。

2022 年，康多机器人 SR1500 开展注册临床试验。

2023 年，"国产康多机器人手术系统关键技术的建立与临床应用"项目荣获北京医学会颁发的 2022 年度北京医学科技奖一等奖（完成单位：北京大学第一医院、北京协和医院、苏州康多机器人有限公司）。

2023 年，康多机器人 SR2000 开展注册临床试验。

2023 年 2 月 17 日，康多机器人 KD-SR-01/SR1000 完成首台商业化装机并开展临床手术。

2023 年 4 月 11 日，中国科学院张旭院士莅临北京康多机器人手术创新与培训中心（图 1-29）。

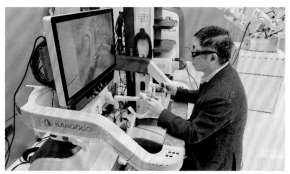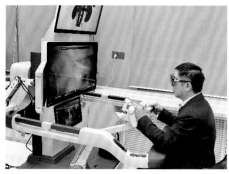

图 1-29　中国科学院张旭院士莅临北京康多机器人手术创新与培训中心

2023 年 6 月 3 日，美国 Vipul Patel 教授莅临北京康多机器人手术创新与培训中心（图 1-30）。

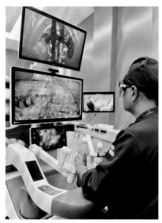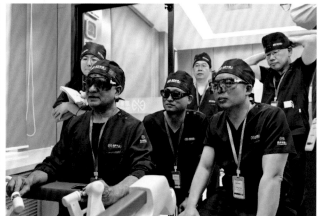

图 1-30　美国 Vipul Patel 教授莅临北京康多机器人手术创新与培训中心

2023 年 7 月 2 日，中国工程院郭应禄院士莅临北京康多机器人手术创新与培训中心（图 1-31 ）。

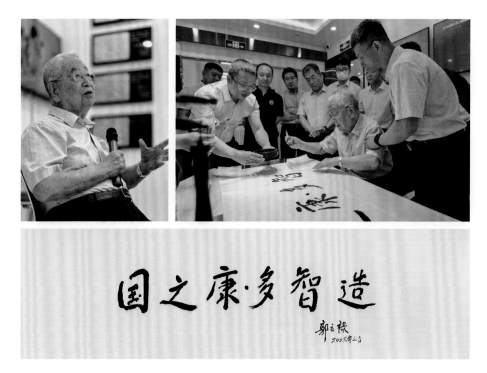

图 1-31　中国工程院郭应禄院士莅临北京康多机器人手术创新与培训中心

2023 年 7 月 9 日，世界首例"5G+ 固网专线"跨海多点远程腔镜机器人辅助根治性前列腺切除术成功实施。

2023 年 7 月 24 日，康多机器人首次在海外亮相，参展 2023 年第 13 届世界机器人外科学会（ Society of Robotic Surgery，SRS ）年会（图 1-32 ）。

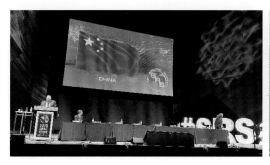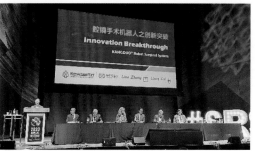

图 1-32　康多机器人参展 2023 年第 13 届世界机器人外科学会（ SRS ）年会

2023 年 11 月 29 日，世界首例三控制台、三地互联康多机器人辅助根治性前列腺切除术成功实施，实现了术中多点远程会诊及教学。

2023 年 12 月 1 日，康多机器人累计完成临床手术超过 1000 例。

2023 年，"国产康多机器人手术系统关键技术的建立与临床应用"项目荣获 2023 年度中国医院协会医院科技创新奖技术进步奖（完成单位：北京大学第一医院、北京协和医院、苏州康多机器人有限公司）。

2024 年 4 月，康多机器人 SR2000 斩获 2024 年德国红点产品设计奖（图 1-33）。该奖项作为国际公认的全球工业设计顶级奖项之一，代表了设计界的最高水准和最新潮流。这一荣誉的获得，不仅彰显了思哲睿公司在设计创新方面的实力，也标志着康多机器人的产品设计在国际上取得了最新的创新突破。

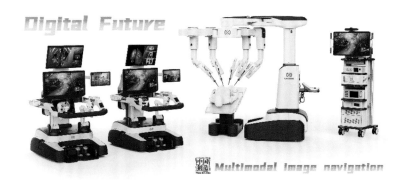

图 1-33　康多机器人 SR2000 荣获 2024 年德国红点产品设计奖

2024 年 5 月 26 日，中国科学院张旭院士再次莅临北京康多机器人手术创新与培训中心开展康多创新产品双控制台"4+X"动物实验并提出改进意见，同时表示鼎力支持北京大学第一医院李学松教授在 2024 年欧洲腹腔镜与机器人和人工智能泌尿外科会议（Challenge in laparoscopy, Robotics & AI；CILR AI）上应用双控制台"4+X"系统进行直播手术演示（图 1-34）。

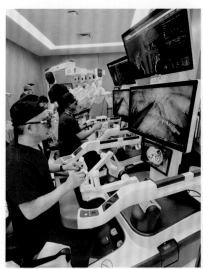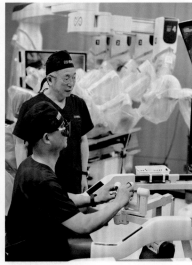

图 1-34　张旭院士指导李学松教授应用康多机器人创新产品：双控制台"4+X"系统

此外，康多机器人 SR2000plus、SR3000 及更多创新产品也将陆续推出，敬请期待。

（崔　亮　闫志远）

参考文献

[1] 高长青, 杨明, 王刚, 等. 全机器人不开胸心脏手术4例[J]. 中华胸心血管外科杂志, 2007, 23:19-21.

[2] 高江平, 崔亮. 机器人辅助腹腔镜前列腺癌根治术[J]. 临床外科杂志, 2008, 16(2):100-102.

[3] 高江平, 徐阿祥, 董隽, 等. 机器人辅助腹腔镜下根治性前列腺切除术16例报告[J]. 中华泌尿外科杂志, 2009, 30(7):472-475.

[4] 高江平, 崔亮. 机器人辅助腹腔镜手术在泌尿外科的临床应用[J].军医进修学院学报, 2010, 31(6):521-522, 525.

[5] 崔亮, 高江平. 微创外科手术机器人现状与发展趋势[J]. 机器人技术与应用, 2011(4):6-10.

[6] Yim GW, Eoh KJ, Chung YS, et al. Perioperative Outcomes of 3-Arm Versus 4-Arm Robotic Radical Hysterectomy in Patients with Cervical Cancer[J]. J Minim Invasive Gynecol, 2018, 25(5):823-831.

[7] Johnson BA, Crivelli J, Sorokin I, et al. Surgical Outcomes of Three vs Four Arm Robotic Partial Nephrectomy: Is the Fourth Arm Necessary?[J]. Urology, 2019, 123:140-145.

[8] El-Asmar JM, Sebaaly R, Mailhac A, et al. Use of Bariatric Ports in 4-Arm Robotic Partial Nephrectomy: A Comparative Study With the Standard 3-Arm Technique[J]. Cureus, 2021, 13(7):e16461.

[9] 靳川伟, 马云涛, 杨婧.达芬奇机器人手术系统"3+X"模式在胃癌根治术中的应用现状[J].机器人外科学杂志(中英文), 2021, 002(006):492-499.

[10] 陕飞, 尹道馨, 李子禹, 等. 外科临床研究方法学指引——IDEAL框架及指南介绍与解读[J]. 中国实用外科杂志, 2020, 40(1):93-101.

[11] Dahm P, Sedrakyan A, McCulloch P. Application of the IDEAL framework to robotic urologic surgery[J]. European urology, 2014, 65(5):849-851.

[12] Dai X, Fan S, Hao H, etal. Comparison of KD-SR-01 robotic partial nephrectomy and 3D-laparoscopic partial nephrectomy from an operative and ergonomic perspective: A prospective randomized controlled study in porcine models[J]. Int J Med Robot, 2021, 17(2):e2187.

[13] 刘艳燕, 易跃雄, 熊家强, 等.国产机器人辅助腹腔镜系统手术动物实验研究[J].中华实验外科杂志, 2022, 39(2):280-283.

[14] 崔亮, 韩旭, 李锦楠, 等.国产腹腔内窥镜手术机器人辅助显微输精管吻合术的动物实验研究[J].腹腔镜外科杂志, 2022, 27(8):612-617.

[15] 熊盛炜, 贯华, 代晓飞, 等.康多内镜手术机器人系统改良离断式"V"型肾盂瓣技术治疗成人马蹄肾合并肾积水1例[J].泌尿外科杂志(电子版), 2021, 13(1):29-31.

[16] 袁昌巍, 李志华, 王杰, 等.侧卧位经腹入路国产康多机器人辅助腹腔镜肾部分切除术[J]. 中华腔镜外科杂志(电子版), 2021, 14(4):239-240.

[17] Li Z, Li X, Fan S, et al. Robot-assisted modified bilateral dismembered V-shaped flap pyeloplasty for ureteropelvic junction obstruction in horseshoe kidney using KangDuo-Surgical-Robot-01 system[J]. Int Braz J Urol, 2023, 49(3):388-390.

[18] 王杰, 张中元, 郝瀚, 等. 国产康多手术机器人辅助腹腔镜根治性前列腺切除术[J]. 中华腔镜外科杂志(电子版), 2021, 14(5):318-320.

[19] 韩冠鹏, 张箫薇, 樊书波, 等.国产内窥镜手术机器人下输尿管膀胱再植联合卵巢囊肿剥除术一例:国内首例报道[J].机器人外科学杂志(中英文), 2023, 4(2):160-166.

第2章
康多机器人手术系统及器械介绍

在外科治疗中，传统开放手术创伤较大，而腹腔镜手术具有创伤小、视野放大的特点，但存在医生易疲劳、器械抖动、自由度少等缺点 [1]。随着计算机、机械、力学等科技水平的提高，内窥镜机器人辅助手术凭借三维高清放大视野、机械臂灵活、末端多自由度、过滤手部生理抖动和符合人体工程学等优势，成为微创精准手术的发展方向 [2]。Da Vinci 手术系统是当前国际上最优秀的手术机器人系统，在市场上具有垄断地位，但高昂的购买及维护成本令其难以在我国普及。经过多年的技术积累，一系列国产手术机器人系统近几年得到快速发展。

苏州康多机器人有限公司自主研制的康多内窥镜手术机器人系统，第一代命名为KD-SR-01，包括：医生控制台（图 2-1）、机械臂系统（图 2-2）和影像系统（图 2-3）。

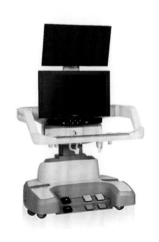 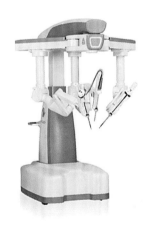 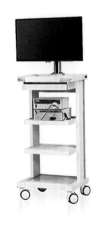

图 2-1　医生控制台　　　　图 2-2　机械臂系统　　　　图 2-3　影像系统

有研究显示，术者长期应用 Da Vinci 机器人暗箱沉浸式控制台，颈部疲劳程度较高。基于此，康多内窥镜手术机器人医生控制台采取开放式，即术者坐位手术，头颈部正视三维高清显示器，同时可以呈现上方辅助显示器内容，如三维重建图像、术前模拟仿真图像等。开放式控制台符合人体工程学，并可减轻颈部及视觉疲劳，便于观察床旁及生命体征监测仪。该系统采取主从遥控模式，有效破除人体手、眼的生理极限，极大提升操作稳定性和灵活度。控制台具有可调节比例功能，从而实现精细模式及超精细模式。

机械臂系统采取悬吊可旋转式对接模式，这一设计与 Da Vinci Xi 手术系统类似，方便术前规划及术中快速摆位，降低对体位及穿刺套管布局的要求。机械臂根据临床需求可安装三臂或四臂，中间臂为摄像镜头固定臂，视觉系统能够与医疗机构现有的腹腔镜图像系统兼容集成使用，由特有的卡槽固定（图 2-4），该设计经济性好，可降低设备的购买和维护成本。左右 2 个机械臂为操作臂，器械末端具有 7 个自由度，能够精准复现外科医生手部动作和指令，完成复杂精细的操作。机械臂悬吊可旋转部位设计有激光引导系统（图 2-5），方便机械臂快速对接。

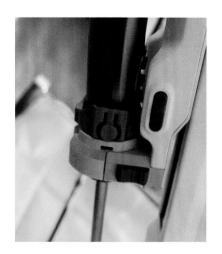

图 2-4　卡槽

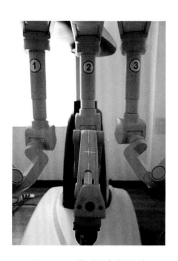

图 2-5　激光引导系统

在康多内窥镜手术机器人系统中，还有一系列配套手术器械，包括：双极钳（图 2-6）、单极弯剪刀（图 2-7）、持针钳（图 2-8）、单极电钩、窗式钳等几十余种，现已成功应用于临床手术。手术器械的夹持力、剪切性能、电凝及电切效果得到医生一致好评；手术器械表面采用涂层技术，能够避免定向反光，防止组织粘连；在手术器械顶端具有主冲洗孔

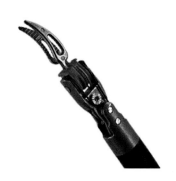

图 2-6　双极钳

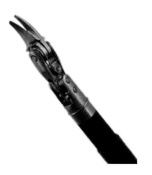

图 2-7　单极弯剪刀

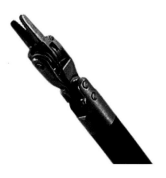

图 2-8　持针钳

与副冲洗孔，其设计易于术后清洗，能彻底有效地清除血液、组织等残留；手术器械选用国际顶尖性能材料，能耐受不同医院的灭菌条件，使其灭菌效果更为彻底，可重复使用10次；多自由度的手术器械可以极大地提高手术效率，在狭小的手术空间内精准复现医生手术动作，降低手术难度，减少组织创伤。

（郑赛男　代晓飞　崔　亮）

参考文献

[1] Kumar A, Yadav N, Singh S, et al. Minimally invasive (endoscopic-computer assisted) surgery:Technique and review. Annals of maxillofacial surgery, 2016, 6(2):159-164.

[2] Peters BS, Armijo PR, Krause C, et al. Review of emerging surgical robotic technology. Surgicalendoscopy, 2018, 32(4):1636-1655.

第3章

康多机器人手术入路建立

　　手术入路的选择是实施手术的一个重要环节，有时也是决定手术实施质量的决定因素之一。就如同攀登一座山峰，不同的人会选择不一样的路径，若选择的路径平坦，则攀登过程安全、快捷且愉悦；若选择的路径崎岖，则攀登过程不仅艰难，还有可能面临危险。手术入路之于手术就如同路径之于攀登山峰，选择术者擅长且便于手术实施的入路是保障手术安全的第一步。

　　近年来，随着国产康多腹腔镜手术机器人系统的快速发展及推广，康多机器人已被应用于绝大部分泌尿外科微创手术，在已经发表的许多对比性临床研究中，均获得了与达芬奇机器人同等的手术疗效。笔者在前期参加的国产康多腹腔镜手术机器人临床研究中，在泌尿外科手术入路方面积累了一些经验和感受，在此一并分享给各位读者以供参考。

　　选择何种手术入路，可根据术者手术习惯与自身经验、术区位置、患者身体状态及病情等多重因素综合考虑后决定。

一、术者手术习惯与自身经验

　　泌尿系统的器官自上而下主要包括肾上腺、肾、输尿管、膀胱、尿道，男性还包括前列腺及精囊等，其中绝大部分属于腹膜外位或腹膜间位器官，既可通过经腹腔途径探及，亦可通过腹膜后途径进入。国内大多数泌尿外科医生多擅长实施腹膜后途径的腹腔镜手术，其对于腹膜后空间的建立及解剖结构尤为熟悉，因而便于其开展腹膜后途径的机器人手术。然而当术者在开展机器人手术初期或处于学习曲线早期，需要一定时间学习掌握机器人操作技能，同时需要与台上助手磨合，因而建议挑选一些简单病例，先从经腹腔途经开始训练。倘若术者对机器人操作已较为熟练且与助手能很好地配合实施手术，可迅速转而实施腹膜后途径的机器人手术。总体原则是，术者在学习机器人手术早期需挑选合适病例实施自己擅长的手术入路，以保证手术的安全性。

二、术区位置

泌尿外科的手术区域一般可粗略地划分为上尿路区域和下尿路区域，大部分手术操作通常集中在一个区域；部分手术可能需兼顾上下尿路区域，如肾输尿管切除术、回肠代输尿管术等；也有一小部分手术需兼顾左右侧进行操作，如马蹄肾双侧肾盂成形术等。针对不同的病种，需根据术区位置进行手术入路的选择。

（一）上尿路区域

此处所指上尿路区域为肾上腺、肾及输尿管中上段所在区域，此区域的手术操作目前多采用经腹腔途径。尤其对于一些复杂病例，如体积较大（＞5 cm）的肾上腺肿瘤、复杂的输尿管中上段狭窄以及几乎所有可以实施肾部分切除术的肾腹侧肾肿瘤，经腹腔途径具备操作空间大、解剖标志多的优势。对于一些需实施肾部分切除术的肾背侧肾肿瘤以及相对较小的肾上腺肿瘤，亦可采用腹膜后入路实施手术。

（二）下尿路区域

此处所指下尿路区域为输尿管下段、膀胱、前列腺及精囊（男性）所在区域，此区域的手术主要依据不同病种选择不一样的手术入路，例如，实施输尿管下段手术，多采用经腹腔途径，以便于游离输尿管远端，同时兼顾可能需要游离的膀胱；实施根治性膀胱切除术，同样建议采用经腹腔途经；对于前列腺癌根治性切除术，可根据术者习惯及自身经验，选择经腹腔或经腹膜外途经均可，亦可结合患者既往手术史及腹部情况等再做选择。

（三）特殊情况

对于需兼顾上下尿路区域的情况，需综合考虑各区域手术的实施难度及手术操作内容，尽可能缩短术中转换体位及对接机器人的时间，在选取套管位置时也应考虑部分套管可兼顾使用，以减少在患者身体的套管切口。例如，实施肾输尿管切除术，建议采用经腹腔途径，采用国产康多机器人亦可实施一个体位、一次对接的手术，若无法兼顾上下区域，可分区域实施，适当转动患者体位及机器人操作臂，再次对接，即可完成操作；实施回肠代输尿管术，因取用回肠，需采用经腹腔途径，对于套管布局及操作步骤可参考肾输尿管切除术，两者在细节上虽有不同，但在入路上存在相似之处。

另外，对于马蹄肾合并双侧肾积水的患者，需同期实施双侧肾盂成形术，传统手术方式需分别实施左侧及右侧肾盂成形术，笔者单位采用头低位经腹腔途径，可兼顾左右侧实施一期双侧肾盂成形术，具体手术细节与腹膜后淋巴结清扫术相似，可参考本书相应章节。

三、不同代次机器人系统的影响

康多机器人 SR1000 为三臂系统，主刀医生可操作两臂进行手术，对于较复杂的手术，通常需配备 2 个助手套管，多为 5 mm 套管及 12 mm 套管，或 2 个 12 mm 套管，助手套管通常位于镜头臂与操作臂之间，三者构成等腰三角形关系，各机械臂之间距离以 8 cm 或略宽为佳（图 3-1）。

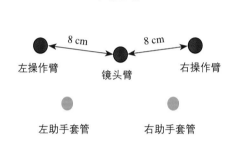

图 3-1   采用康多机器人 SR1000 实施上尿路区域经腹途径手术布局

升级后的康多机器人 SR2000 为四臂系统，主刀医生可增加辅助臂，在套管布局时需综合考虑目标操作区域、术者习惯及患者情况，通常各机械臂之间距离以 6~8 cm 为佳，间距不宜过大（图 3-2）。

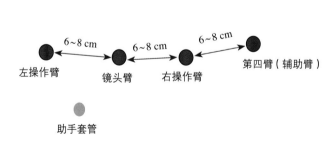

图 3-2   采用康多机器人 SR2000 实施盆腔经腹途径手术布局

总之，在采用康多机器人实施手术前，需全方位考虑术者自身手术习惯、所擅长的手术方式以及患者的病情，然后再选择合适的手术入路进行手术。

（杨昆霖　张中元　谌　诚　李学松）

第4章

康多机器人临床前研究

一、概述

康多机器人是一款拥有自主知识产权的国产腔镜手术系统，主要应用于泌尿外科、普通外科、妇科及胸外科。在我国，腔镜手术机器人属于医疗器械，由研发样机到商品，需要经过临床前研究和临床研究两个阶段，通过国家药品监督管理局（NMPA）审查后，才能够获得注册许可证书。目前，康多机器人研发团队已经与北京大学第一医院、北京协和医院、中国人民解放军总医院等多家国内顶尖医院展开合作交流，通过反复实验与训练，验证该系统的安全性与有效性。本章重点阐述康多机器人的临床前研究，包括性能研究、干性试验和动物实验。

二、性能研究

手术机器人系统从产品设计到研发样机，需要进行性能研究，主要包括以下几个方面。

1. **物理性能** 外观尺寸、硬度、人体工程学、表面粗糙度、器械开合角度、器械刃部长度、绝缘性、耐受性、牢固性、器械开合性能、器械夹持性、器械剪切性能、器械电凝性能、器械电切性能、器械齿形、导电性等。

2. **化学性能** pH值、还原物质、金属离子、蒸发残渣、溶解析出物等。

3. **电气安全** 电磁兼容性、电介质强度、漏电流试验、接地阻抗测试等。

4. **生物相容性** 由于手术器械与人体组织直接接触，材料的化学成分、分子结构、表面性状及其加工工艺、理化性质、灭菌方式等都会影响最终产品的生物安全性。因此在设计手术器械时，应从材料、加工工艺及灭菌方式等方面充分考虑最终产品的生物安全性，如开展细胞毒性试验、皮内反应试验、迟发型超敏反应试验等。

康多机器人严格按照国家标准、行业标准进行设计开发，委托北京市医疗器械检验研究院进行检验，各项检测全部符合要求。

三、干性试验

干性试验，亦称干性训练，是指采用特有的训练模块、非组织或器官进行的试验。在康多机器人研发样机的发展过程中，干性试验非常重要，其优点是：帮助外科医生尽快熟悉系统，提高其手眼协调和操作能力；帮助研发团队直观地发现问题，优化系统；训练成本低、时间要求低。干性试验的主要内容包括以下几项。

1."**彩色套筒**"**及**"**拉橡皮筋**"**训练**　"彩色套筒"训练是使用右操作臂抓起彩色套筒，递给左操作臂，然后套到对面柱子上。操作者左右手互换器械和操作顺序，训练其手眼协调能力。"拉橡皮筋"训练是使用操作臂将彩色橡皮筋抓起，放在不同柱子上组合成正方形或三角形，以训练操作者控制机械臂完成牵拉、提拉及解剖的能力（图 4-1）。

2."**夹豆**"**训练**　使用操作臂将豆子从盘中夹起，移动到柱子上，并将所有柱子放满（图 4-2）。

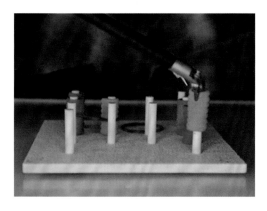

图 4-1　"彩色套筒"及"拉橡皮筋"训练

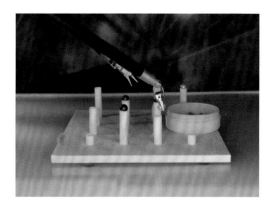

图 4-2　"夹豆"训练

3."**彩色绳**"**训练**　使用操作臂抓起一根彩色绳，按照模块上金属环的路径，依次穿过所有金属环，以训练操作者手眼及左右手的协调能力（图 4-3）。

4."**3D 缝合**"**模块训练**　两操作臂应用持针器，右手拿起缝合针在模块上进行缝合与打结，以一次缝合打结为一个周期并记录时间，注意左右手应互换进行训练（图 4-4）。

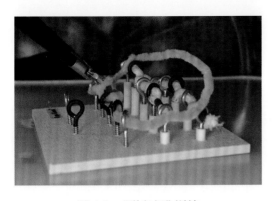

图 4-3 "彩色绳"训练

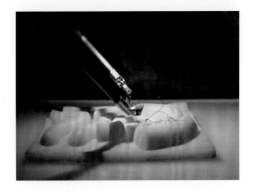

图 4-4 "3D 缝合"模块训练

在干性试验期间，康多机器人系统性能较稳定，手术器械俯仰、偏摆、夹持力、尺寸等基本符合要求，无器械损坏。

四、动物实验

动物实验的目的是评价手术机器人系统的安全性和初步可行性，包括离体器官实验与活体动物实验。

（一）离体器官实验

离体器官实验多选取猪的肾或肝，主要目的是探讨图像匹配程度、机械臂末端器械的精准控制，如剪切、夹持、缝合与打结，尤其是缝合过程中持针器的自锁极限角度。操作者主要是具有腹腔镜及内窥镜机器人操作经验的外科医生（图 4-5）。

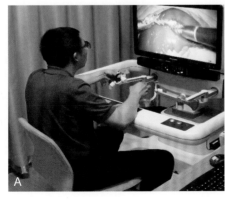
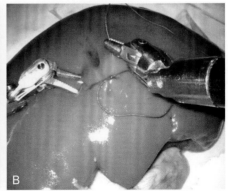

图 4-5 离体肾实验

A. 术者操作；B. 肾缝合

（二）活体动物实验

活体动物实验是临床前研究中评价手术机器人系统安全性、可行性和有效性的重要部分，由研发团队与外科医生共同制订方案，需遵循 3R+DQ 原则 [1]，完成动物福利保护。实验多采用大体积、易得价廉的健康猪作为动物模型。

1. 肾部分切除术　肾部分切除术涵盖解剖、剪切、止血、缝合等步骤，并且对手术时间、流畅度要求较高，能够很好地检测手术机器人系统的性能。前期阶段共有 7 例康多机器人辅助肾部分切除术动物实验（图 4-6），旨在使外科医生能熟练采用康多机器人在活体动物上进行手术操作。技术内容包括：套管布局与固定、器械臂器械的稳定性、镜头臂与器械臂的移动范围、器械更换、钝性及锐性解剖、电灼、剪切、钳夹提拉、缝合与打结等。

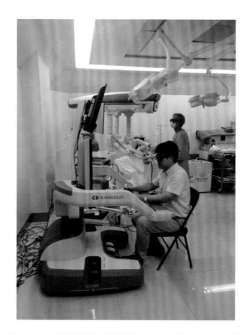

图 4-6　周利群教授进行康多机器人动物实验

在具备一定的经验后，研究者和外科医生为确认康多机器人的连续工作性能，决定进行医疗器械动物实验研究。2019 年，北京大学第一医院泌尿外科周利群教授和李学松教授主持开展了这项动物实验研究，采用的是第一代系统，即 KD-SR-01，并将实验结果发表在《国际医疗机器人与计算机辅助外科杂志》（*International journal of medical robotics and computer assisted surgery*）。以下为研究简述 [2]。

目的：探讨康多机器人肾部分切除术（KD-SR-01 robotic partial nephrectomy，KD-RPN）在猪动物模型中的可行性、有效性和安全性，并比较 KD-RPN 与 3D 腹腔镜肾部分切除术（3D-laparoscopic partial nephrectomy，3D-LPN）的围术期疗效及人体工程学差异。

方法：将12只猪模型随机分为KD-RPN和3D-LPN两组，比较两组的围术期参数，包括热缺血时间、手术时间、缝合时间、估计失血量、切除肾实质的体积、手术前后血肌酐变化值、并发症及14天死亡率。比较两组术者躯体工作负荷和心理工作负荷，前者通过术者缝合时双侧尺侧腕屈肌、肱二头肌、三角肌、斜方肌的表面肌电图进行评估（图4-7），后者通过美国航空航天局任务负荷指数（National Aeronautics and Space Administration Task Load Index，NASA-TLX）量表进行评估。定量变量差异显著性分析采用配对 t 检验，非参数检验采用配对威尔科奇森（Wilcoxon）符号秩检验。

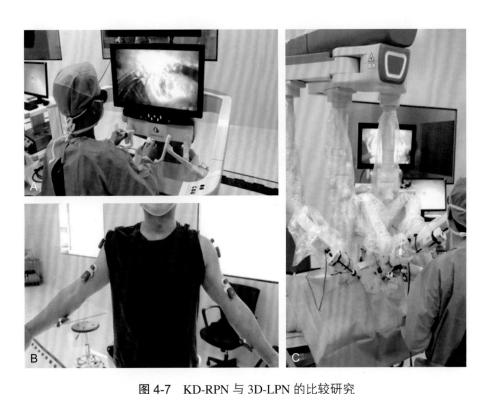

图4-7　KD-RPN 与 3D-LPN 的比较研究

A. 主刀医生在控制台手术；B. 主刀医生佩戴表面肌电测试仪；C. 床旁机械臂系统和助手医生

结果：所有手术顺利完成，KD-RPN组均未中转为腹腔镜和开放手术，无器械不良事件发生（图4-8）。平均对接时间为6分钟。与3D-LPN组相比，KD-RPN组的估计失血量较低（$P < 0.05$），其他围术期参数无统计学差异（$P > 0.05$）。KD-RPN组在躯体工作负荷方面具有优势，在心理工作负荷方面显著优于3D-LPN组（$P < 0.05$）。

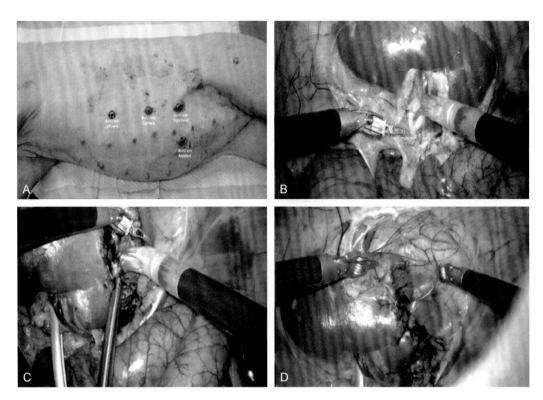

图 4-8　KD-RPN 操作过程

A. 套管穿刺布局；B. 游离肾动脉；C. 切除肾组织；D.肾缝合

结论：KD-RPN 在猪模型中是安全、有效的。KD-RPN 在围术期参数和术后并发症方面与 3D-LPN 相比无显著差异，在术者人体工程学方面具有优势。

2. 输精管吻合术　康多机器人控制台具备常规、精细、超精细三种模式，原有主从控制比例依次为 1:2、1:3、1:4，针对显微手术，更改主从控制比例为 1:5、1:7、1:9。超精细模式适合完成极为精细的操作，能够充分体现手术机器人 3D 放大视野、过滤手部抖动的优势。2019 年，术者在民航总医院共完成 6 台以 SD 雄性大鼠为模型的康多机器人辅助输精管吻合术（图 4-9）。术中采用 1:9 主从控制比例，配有微型器械，完成解剖、剪切、止血、缝合等动作，应用 10-0 尼龙线间断缝合（图 4-9），手术均顺利完成，大鼠全部存活，无并发症发生。这项动物实验是国产手术机器人首次应用于男科显微手术，验证了国产手术机器人在显微外科手术中的可行性和安全性。

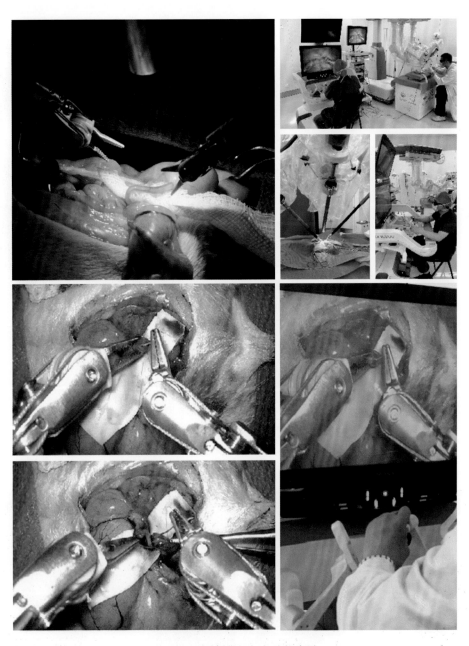

图 4-9 输精管吻合术动物实验

3. 胆囊切除术　在普通外科领域，康多机器人的应用范围也在不断拓展，并完成了胆囊切除术的猪模型动物实验（图 4-10）。术中完成游离、剪切、止血等动作，过程流畅，无并发症发生。这项动物实验初步验证了国产手术机器人完成腹部手术的可行性和安全性。

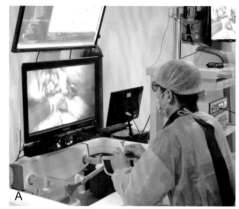
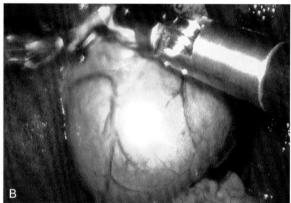

图 4-10　胆囊切除术动物实验
A. 医生控制台；B. 胆囊切除过程

4. 远程实时动物手术　2018 年 12 月 18 日，术者采用康多机器人完成世界首例 5G 远程机器人实时动物手术 [3]（图 4-11），施行动物肝楔形切除术。手术过程顺利，无明显并发症，平均时延 ＜150 ms，初步验证了 5G 网络远程机器人实时手术的可行性。

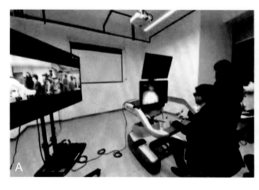
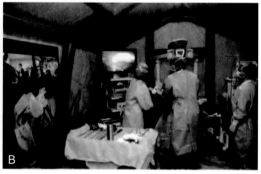

图 4-11　康多机器人 5G 网络远程实时手术
A. 医生在控制台操作；B. 距离控制台 50 km 外的机械臂系统及实验动物

2021年10月30日，术者在北京大学第一医院中心院区与80 km外的密云院区采用固网专线完成远程机器人实时动物手术（图4-12），施行活体猪肾部分切除术。手术过程顺利，无并发症发生，平均时延＜150 ms，为远程机器人手术临床试验奠定了基础，助推优势医疗资源下沉。

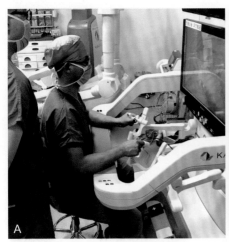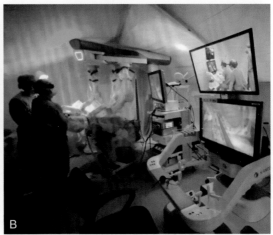

图4-12　康多机器人固网专线远程实时手术
A. 医生在控制台操作，B. 距离控制台80 km外的机械臂系统及实验动物

综上所述，康多机器人严格遵守国家规定及行业标准，经过性能研究、干性试验和动物实验等一系列临床前研究，产品得到不断改良和优化，已由样机发展至成熟手术系统，为开展临床研究奠定了坚实基础。

（代晓飞　樊书菠　李学松）

参考文献

[1] 国家药品监督管理局.国家药监局关于发布医疗器械动物试验研究注册审查指导原则第一部分：决策原则（2021年修订版）等2项注册审查指导原则的通告（2021年第75号）[EB/OL].(2021-09-27)[2024-02-08].https://www.nmpa.gov.cn/ylqx/ylqxggtg/20210927153130147.html

[2] Dai X, Fan S, Hao H, et al. Comparison of KD-SR-01 robotic partial nephrectomy and 3D-laparoscopic partial nephrectomy from an operative and ergonomic perspective: a prospective randomized controlled study in porcine models[J]. Int J Med Robot, 2021, 17(2):e2187.

[3] 刘荣，赵国栋，孙玉宁，等. 5G远程机器人手术动物实验研究.中华腔镜外科杂志(电子版), 2019, 12(1):45-48.

第5章

康多机器人临床研究设计及成果

康多手术机器人（KangDuo-Surgical Robot，KD-SR）属于Ⅲ类医疗器械，其使用探索经历了临床前研究和临床研究两个阶段。术者通过干性试验反复训练器械操作能力，以熟悉适应机器。通过动物实验观察记录动物的反应过程及结果，评价医疗器械的应用安全性和有效性，对临床试验设计具有重要的参考价值。猪的解剖结构、器官尺寸及其功能和代谢等方面与人体相似，因此动物实验可行性、安全性和有效性分析结果外推至人体水平时证据力度更高。同时猪来源广泛，价廉易得，是理想的实验动物[1]。2019年4月至5月，研究团队探索了KD-SR肾部分切除术的可行性、有效性和安全性，并与3D腹腔镜肾部分切除术进行了围术期数据及人体工程学方面的比较[2]。该前瞻性队列研究采用了配对设计，将12头实验用猪根据月龄、体重配对分为两组，所有手术均由同一位术者完成。在人体工程学方面，从术者的躯体工作负荷和心理工作负荷两个角度进行评价，通过表面肌电信号测量客观肌肉负荷，通过美国航空航天局任务负荷指数（NASA-TLX）量表评价主观心理工作负荷。研究结果显示，KD-SR应用于肾部分切除术安全可行，在手术时间等方面与3D腹腔镜系统相比未见明显差异，但KD-SR具有显著的人体工程学优势。

由于动物实验结果令人满意，研究团队进一步开展临床研究。尽管猪的解剖结构与人体相近，但仍存在差异，无法真正模拟人体的情况。因此在进行注册临床试验之前，可先在小范围人群中开展预试验，初步评价其临床有效性及安全性，然后根据统计学要求确定样本量再开展后续临床试验。在进行充分的伦理审查并与受试者充分沟通获取受试者知情同意后，2020年8月至11月，研究团队进行了首组KD-SR探索性单臂队列临床研究[3]。共有16例患者入组接受了经腹肾盂成形术，所有手术均由同一术者完成。其中1例患者为成人马蹄肾合并肾盂输尿管连接部梗阻，由于解剖异常，手术难度相对较大。经过术前充分评估及准备，最终所有手术均顺利完成[4]。与达芬奇Si机器人肾盂成形术相比，KD-SR应用于肾盂成形术的安全性及有效性未见明显差异，两组手术成功率均在90%以上且未见明显并发症（Clavien-Dindo分级 > Ⅲ级），但KD-SR组手术时间相对较长[5]。该探索性前瞻性临床队列研究表明了KD-SR应用于上尿路手术的可行性、安全性和有效性。

在此基础上，研究团队进一步开展大样本的临床注册研究。2020年9月至2021年3月，研究团队进行了KD-SR肾部分切除术双中心非劣效前瞻性随机对照试验，这是国际上首个新型手术机器人与达芬奇机器人对比的前瞻性随机对照试验。对照组手术均使用达芬奇Si

机器人，共有 100 例患者入组，试验组与对照组各 50 例。入组标准：①需要进行肾部分切除治疗的符合适应证者；②肿瘤 TNM 分期为 T_{1a} 期；③ RENAL 评分 ≤9 分；④年龄在 18~75 岁，性别不限；⑤同意签署知情同意书，并能遵循医嘱、定期复诊及随访者。排除标准：①有严重未控制的疾病或急性感染者；②有心脑血管疾病、血液系统疾病及糖尿病且不能控制，不能达到手术标准者；③有免疫系统疾病且不能控制，不能达到手术标准者；④妊娠或哺乳期妇女。手术有效性主要观察指标为手术成功率。手术成功定义为：①能够按照既定手术方案切除病变组织且切缘阴性；② RENAL 评分为 4~6 分时，术中热缺血时间小于 30 min，RENAL 评分为 7~9 分时，术中热缺血时间小于 40 min；③术中不转为开放手术、根治术及腹腔镜手术。以 10% 作为非劣效界值。结果显示，两组间手术的有效性和安全性未见明显差异，但试验组（KD-SR）对接时间及单针缝合时间较长，可能与学习曲线有关。研究结果表明，KD-SR 临床应用于肾部分切除术的安全性和有效性不劣于进口达芬奇 Si 机器人，意味着试验设备总体疗效优于对照设备的有效率，或者试验设备总体疗效虽然比对照设备差，但总体疗效差值在临床可接受的范围内 [6]。单中心初步研究结果也已分别发表 [7-8]。根据肿瘤的位置选择合适的手术入路，研究中部分患者侧卧位经腰入路，可更加直接地暴露并阻断肾动脉，减少对腹腔脏器的干扰，验证了 KD-SR 经腰布局上尿路手术的可行性 [9]。如侧卧位经腰入路空间局限，可考虑打开腹膜，即侧卧位经腹入路显露腹腔，以获得最大操作空间，方便进行肿瘤切除和缝合，但这也会增加对肠道的干扰 [10]。

2020 年 11 月至 2021 年 4 月，研究团队采用 KD-SR 进行了肾上腺肿瘤切除术的探索性前瞻性单臂队列研究 [11]。研究共纳入 5 例患者，所有患者手术效果佳，均恢复良好。研究结果表明，采用国产内窥镜手术机器人系统行肾上腺肿瘤切除术安全有效，也进一步验证了 KD-SR 经腰布局上尿路手术的可行性。

KD-SR 在上尿路手术中的表现令人满意，因此关于其在下尿路手术中探索研究继续开展。2021 年 5 月至 8 月，研究团队开展了 KD-SR 根治性前列腺切除术临床前瞻性单臂临床研究 [12]。根治性前列腺切除术要求术者在空间狭小的骨盆中进行灵活精细的分离、切除与缝合，在保证根治肿瘤的前提下，尽可能保留性功能和控尿功能，这对术者及手术设备提出了更高的要求。共有 16 例患者入组，手术均顺利完成，未见明显并发症，拔除尿管后 1 个月的控尿率为 87.5%（14/16），拔除尿管后 3 个月的控尿率为 93.8%（15/16）（术后尿失禁定义为每天需使用超过 1 个尿垫或 24 小时尿垫试验测得漏尿重量大于 20 g）。KD-SR 根治性前列腺切除术初步探索研究的顺利完成表明了 KD-SR 用于下尿路手术体位布局及手术操作的可行性。同时，KD-SR 根治性前列腺切除术双中心非劣效前瞻性随机对照临床研究也在有条不紊地进行。泌尿外科其他术式（如输尿管膀胱再植术等）的相关研究也在逐步开展。

新型冠状病毒肺炎（新冠肺炎）的暴发凸显了远程手术的价值与意义。远程手术是指术者通过网络传输技术，借助机器人手术系统实时为异地患者进行手术，可助力优质医疗资源下沉。机器人手术系统为远程控制等技术在外科手术中的应用提供了良好的平台。

2001 年，世界首例远程胆囊切除手术"Lindbergh 手术"顺利完成[13]。然而，远程手术因延迟时间长、难以保证手术安全而发展受限。现阶段 5G 网络传输技术推动了远程手术的进一步发展。2018 年 12 月，KD-SR 肝楔形切除动物实验顺利完成[14]。2021 年 10 月，术者团队使用固网专线在北京大学第一医院中心院区与密云院区成功完成 KD-SR 双控制台远程动物手术。2022 年 4 月，全球首例跨运营商、跨网域"5G+ 固网专线"多点协同远程临床实时交互教学手术在北京大学第一医院与北京协和医院远程医疗中心成功完成。

现阶段，尽管全球已经有多个机器人手术系统被开发出来，但是达芬奇手术系统在当前医疗市场的垄断地位仍难以撼动。随着我国医疗技术的提升，康多手术机器人相关临床试验循序渐进、有条不紊地进行，这对于促进国产高端医疗设备发展，惠及广大人民群众具有重要意义。

（樊书菠　李志华　李学松）

参考文献

[1] 詹纯列, 徐本法, 白朝晖. 小型猪在医学实验中的应用[J]. 中国实验动物学杂志, 2000(2):57-59.

[2] Dai X, Fan S, Hao H, et al. Comparison of KD-SR-01 robotic partial nephrectomy and 3D-laparoscopic partial nephrectomy from an operative and ergonomic perspective: a prospective randomized controlled study in porcine models[J]. Int J Med Robot, 2021, 17(2):e2187.

[3] Fan S, Dai X, Yang K, et al. Robot-assisted pyeloplasty using a new robotic system, the KangDuo-Surgical Robot-01: a prospective, single-centre, single-arm clinical study[J]. BJU Int, 2021, 128(2):162-165.

[4] 熊盛炜, 贯华, 代晓飞, 等.康多内镜手术机器人系统改良离断式"V"型肾盂瓣技术治疗成人马蹄肾合并肾积水1例[J]. 泌尿外科杂志(电子版), 2021, 13(1):29-31.

[5] Fan S, Xiong S, Li Z, et al. Pyeloplasty with the Kangduo surgical robot vs. the da Vinci Si robotic system: preliminary results[J]. J Endourol, 2022, 36(12):1538-1544.

[6] Li X, Xu W, Fan S, et al. Robot-assisted Partial Nephrectomy with the Newly Developed KangDuo Surgical Robot Versus the da Vinci Si Surgical System: A Double-center Prospective Randomized Controlled Noninferiority Trial[J].Eur Urol Focus, 2023:9(1):133-140.

[7] 李学松, 樊书菠, 熊盛炜, 等. 国产内窥镜手术机器人系统在肾部分切除术中的初步临床应用[J]. 中华泌尿外科杂志, 2021, 42(5):375-380.

[8] Xu W, Dong J, Xie Y, et al. Robot-assisted partial nephrectomy with a new robotic surgical system: feasibility and perioperative outcomes[J]. J Endourol, 2022, 36(11):1436-1443.

[9] Wang J, Fan S, Shen C, et al. Partial nephrectomy through retroperitoneal approach with a new surgical robot system, KD-SR-01[J]. Int J Med Robot, 2022, 18(2):e2352.

[10] 袁昌巍, 李志华, 王杰, 等.侧卧位经腹入路国产康多机器人辅助腹腔镜肾部分切除术 [J]. 中华腔镜外科杂志(电子版), 2021, 14(4):239-240.

[11] 东洁, 徐维锋, 纪志刚. 国产机器人辅助腹腔镜肾上腺肿瘤切除术五例初步结果[J]. 中华泌尿外科杂志, 2021, 42(5):381-384.

[12] Fan S, Zhang Z, Wang J, et al. Robot-Assisted Radical Prostatectomy Using the KangDuo Surgical Robot-01 System: A Prospective, Single-Center, Single-Arm Clinical Study[J]. J Urol, 2022, 208(1):119-127.

[13] Marescaux J, Leroy J, Gagner M, et al. Transatlantic robot-assisted telesurgery[J]. Nature, 2001, 413(6854):379-380.

[14] 刘荣, 赵国栋, 孙玉宁, 等. 5G远程机器人手术动物实验研究[J]. 中华腔镜外科杂志(电子版), 2019, 12(1):45-48.

第6章

康多机器人手术护理配合

手术机器人是集医学、机械学、生物力学、仿生操作、计算机技术等诸多学科为一体的高科技手术设备，相较于传统腔镜手术，它的机械臂提供了更加自然灵巧和全方位的精细操作，只需要通过微小的切口即可提供超越人手极限的精确外科操作，快速准确地完成解剖和缝合。它的诞生给现代外科带来了全新的微创外科理念，完全改变了传统外科手术模式，在世界微创外科领域是当之无愧的革命性外科手术工具。机器人手术是多学科融合的新型治疗模式，需要非常默契的团队配合，故而加强手术团队管理尤为重要。手术团队需要经过严格的训练和考核，能在时间、空间、人力等方面默契配合，有效处理和解决机器人设备、耗材所发生的问题，应对手术过程中出现的各种紧急情况，以保证患者的安全。做好机器人手术护理配合直接关系到机器人手术工作的质量和安全。

一、康多机器人手术系统应用准备

（一）设备评估

手术设备定期检查是合理使用手术设备的重要环节，以根据零部件正常磨损、老化、使用期限等因素，定期在使用前进行例行检查，以便发现和消除故障隐患，维持设备的正常运行，主要从以下 3 个方面进行检查。

1. **备用电池电量的确认**　腹腔内窥镜手术系统具有备用电池设计，其主要作用是能够实现在不接市电的情况下进行机械臂系统的移动，因而当长时间不使用时应定期检查剩余电量，若电量不足应提前充电，避免在使用前无法移动。

2. **线缆的确认**　腹腔内窥镜手术系统的线缆包括数据传输线、系统网线、脚踏单极能量线和脚踏双极能量线，长时间使用或频繁插拔存在一定的损坏风险，应定期进行线缆检查，以保证线缆的正常使用。若术前发现线缆存在以下情况，应及时更换：①外表有破损、压痕或折断；②插头出现弯折；③插口存在异物。

3. **设备状态的确认**　腹腔内窥镜手术系统属于大型医疗设备，需要定期进行维护保养并检查，主要作业内容以常规功能性检查为主，如主从连接、操作主手数值变化、持械臂及持镜臂零位校准、安全开关、立柱升降、系统移动、指示灯变化、按键使用等，定期检查是设备稳定运行的保障。

（二）线路的连接

1. **电源线连接**　医生控制台、机械臂系统具有独立的电源（图 6-1），应分别连接市电。气腹机、能量发生器、辅助显示器及腹腔镜主机位于台车上，由于设备较多，建议单独连接电源，禁止与医生控制台、机械臂系统电源接入同一插座。医生控制台的 3D 高清显示器应单独连接电源（图 6-2）。

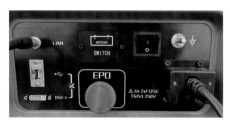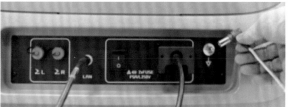

图 6-1　医生控制台（左）和机械臂系统（右）电源

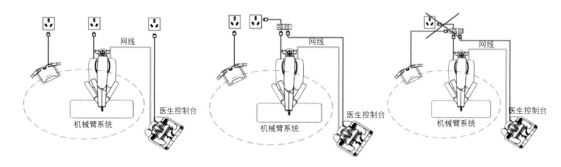

图 6-2　电源连接示意图

2. **网线连接**　医生控制台与机械臂系统之间的通信由网线进行传输，将网线两端分别与医生控制台和机械臂系统进行连接（图 6-3）。连接后，应检查电源线及网线处于松弛状态且插接牢固，并确保电源线已经接地线。

3. **脚踏、器械单双极能量线连接**

（1）脚踏单双极能量线连接：可根据医生操作需求选择单极与双极能量的连接位置。线的两端分别与医生控制台和能量

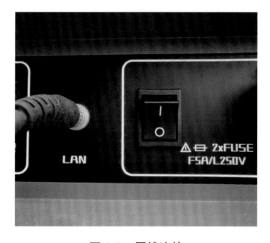

图 6-3　网线连接

发生器连接（图6-4）。连接脚踏单双极能量线前，应与医生充分沟通，以免接错位置。

（2）器械单双极能量线连接：线的两端分别与单双极能量器械和能量发生器连接（图6-5）。注意区分器械单双极能量线。

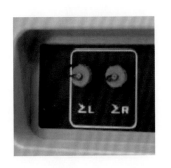

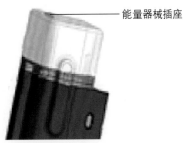

能量器械插座

图6-4 脚踏单双极能量线连接　　　　**图6-5** 器械单双极能量线连接

4. **线路连接注意事项**　①线路连接前需确保接口处无异物；②通信布置应避免与电源线及能量设备线缆缠绕、捆绑，避免器械能量线与腹腔镜线缆捆绑或距离过近；③线路连接时应注意接口之间的安装指示标志，避免对接位置产生偏差。

（三）机械臂系统的准备

为方便后续操作顺利进行，在安装无菌罩前，需先对机械臂系统进行相关准备操作。

1. 通过立柱升降按钮，调整机械臂系统高度至适宜术者操作的高度。

2. 通过被动按钮，将机械臂展开至相应的间距，避免影响术者后续的动线和操作。

3. 通过主动按钮，将机械臂伸直至适宜术者安装无菌罩的位置。

（四）机械臂系统无菌屏障的建立

1. 洗手护士拿取无菌罩，并核对无菌罩种类与机械臂是否一致（图6-6）。

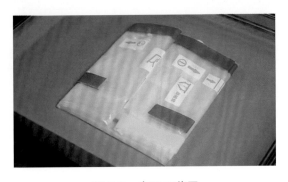

图6-6 拿取无菌罩

2.巡回护士将机械臂展开，处于适当舒展状态，高度适合洗手护士操作。

3.洗手护士按步骤及箭头方向打开无菌罩（图6-7）。

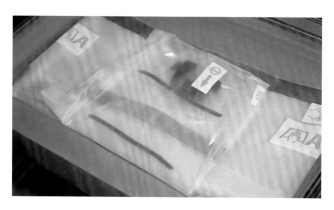

图6-7 打开无菌罩

4.洗手护士确认无菌罩上的"小手"标识所在位置及开口方向，用手先撑开无菌罩，双手拿住"小手"标识位置。

5.洗手护士一只手持开口位置，沿着机械臂向里套入，另一只手展开无菌罩并将其放在机械臂上。

6.洗手护士将无菌罩上白色固定卡扣与机械臂连接（图6-8）。

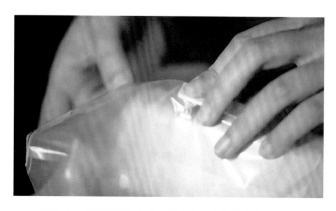

图6-8 将无菌罩上白色固定卡扣与机械臂连接

7.洗手护士将双手插入"小手"标识口袋内，以对角线的方式打开无菌罩，沿机械臂方向将无菌罩展开至顶端，将4个挂环依次挂于小横梁的4个挂钩处（图6-9）。

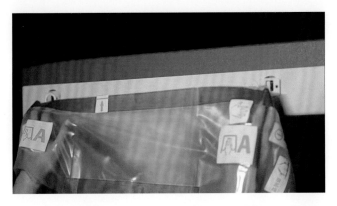

图6-9 将无菌罩上4个挂环依次挂于小横梁的4个挂钩处

8. 对于持械臂

（1）洗手护士安装接口板：安装前先竖起接口板两侧黑色按钮（"耳朵"），双手大拇指按住黑色接口板，其余四指拖住滑台底部，双手沿对角线向下按压接口板（图6-10）。与滑台连接后进行自检，判断接口板是否锁定。

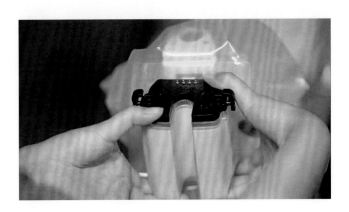

图6-10 安装接口板

1）安装成功：继续下一步；

2）未安装成功：重复上述步骤至安装成功。

（2）洗手护士观察滑台两侧的指示灯

1）青色长亮：确保接口板驱动轮凸点呈两条平行直线（零位），将接口板两侧黑色按钮逆时针旋转放平；

2）青色闪烁：说明驱动轮归零位失败，返回上一步操作，取下接口板并重新安装。

9. 对于持镜臂

固定件安装：将无菌罩上的绿色横向指示箭头与持镜臂滑台处于水平位置，再将腹腔镜连接座与持镜臂滑台对齐，并向内推入（图6-11），后将滑台两侧蓝色按钮向前推，判断其是否安装牢固。

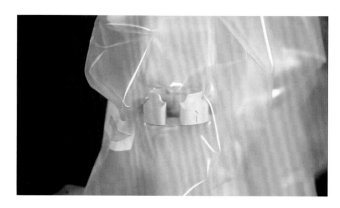

图 6-11　安装固定件

1）安装牢固：继续下一步；

2）未安装牢固：重复上述步骤至安装牢固。

10.洗手护士安装 Trocar（套管针）夹硅胶套（图 6-12）。

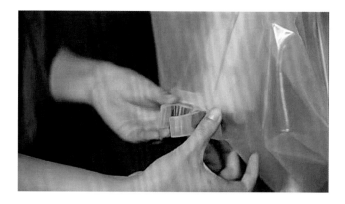

图 6-12　安装 Trocar 夹硅胶套

11.洗手护士整理蓝带条至"U"形（图 6-13）。

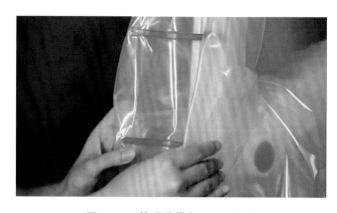

图 6-13　整理蓝带条至"U"形

12.洗手护士整理机械臂粘贴绑带，活动机械臂，检查有无过紧或撕扯无菌罩现象（图6-14）。

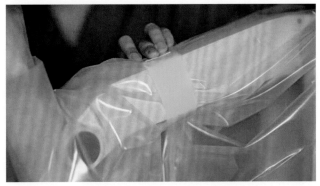

图 6-14　整理机械臂粘贴绑带

1）有粘贴过紧或撕扯无菌罩现象：返回上一步，重新整理蓝带条和绑带；

2）无粘贴过紧或撕扯无菌罩现象：则结束。

13.洗手护士将大横梁调整伸直。

14.洗手护士推动转盘将系统状态指示灯对准正前方。

15.洗手护士选择机械臂类型并进行调整。

（1）持械臂

1）转盘与立柱"▲"标识对齐；

2）小立柱与小横梁"▲"标识对齐。

（2）持镜臂

1）调整转盘与立柱使"十"字激光竖线恰好落到机械臂上；

2）将小立柱高度升至最高；

3）小立柱与小横梁"▲"标识对齐。

16.将各机械臂肘部关节调至适合角度。

17.将大立柱升至适合高度（图6-15）。

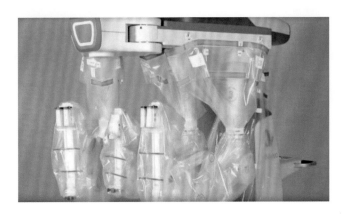

图 6-15　机械臂系统无菌屏障建立完毕

二、康多机器人手术体位安置

（一）评估

1. **患者评估**　包括患者皮肤、肢体活动度及管路。

2. **环境评估**　确保环境宽敞明亮且安全，温湿度适宜，层流系统已开启。手术床已锁紧，处于清洁完好备用状态。体位垫处于清洁备用状态。

3. **自身评估**　确保着装整洁（帽子、口罩）。

4. **仪器评估**　定期对体位设备和用品进行检查、维修、保养、清洁和消毒，使其处于完好备用状态。

（二）体位安置原则

1. 在减少对患者生理功能影响的前提下，充分显露手术野，并注意保护患者隐私。

2. 保持人体正常生理弯曲及生理轴线，维持各肢体、关节的生理功能体位，防止过度牵拉、扭曲及血管神经损伤。

3. 保持患者呼吸通畅、循环稳定。

4. 正确约束患者，保持适宜松紧度（以能容纳一指为宜），维持体位稳定，防止术中移位、坠床。

5. 安置体位时，避免患者身体任何部位直接接触手术床的金属部分，以免发生电灼伤；避免患者裸露的不同部位皮肤之间直接接触，以免发生电灼伤。

6. 安置或变换体位后，应对患者身体姿势、组织灌注情况、皮肤完整性、安全带固定位置以及所有衬垫、支撑物的放置情况进行重新评估，并观察原受压部位的情况。

7. 术中应避免手术设备、器械和手术人员对患者造成外部压力。对于压疮高危患者，在不影响手术的情况下，对非手术部位至少应每隔 2 小时调整受压部位一次。

8. 安置体位后应对患者眼部采取保护措施，避免术中角膜干燥及损伤。

9. 对于高凝状态患者，遵医嘱使用防血栓设备，如弹力袜、弹力绷带或间歇充气设备等。

10. 在转运、移动、升降或安置患者体位时宜借助工具，确保患者和工作人员的安全。

（三）常用体位安置

1. **康多仰卧位**

（1）适用手术：康多机器人辅助腹腔镜根治性前列腺切除术。

（2）用物准备（图 6-16）：头枕、肩托、琼脂垫、约束带、棉垫、胶布。

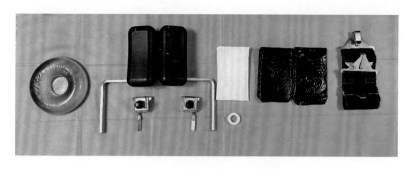

图 6-16 康多仰卧位用物准备

（3）摆放方法（图 6-17）：患者头部置头枕，先将手术床调至头低脚高位，肩部用肩托固定，防止躯体下滑，根据手术情况调节手术床至适宜的倾斜角度（25°～30°）。根据手术情况再单独将床尾部调低至适宜的倾斜角度（20°～30°）。

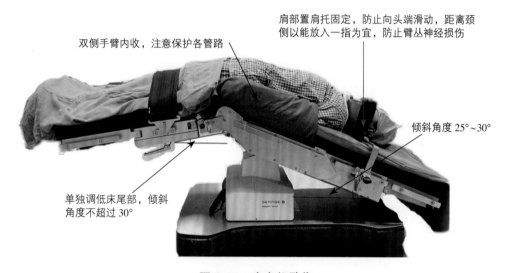

肩部置肩托固定，防止向头端滑动，距离颈侧以能放入一指为宜，防止臂丛神经损伤

双侧手臂内收，注意保护各管路

倾斜角度 25°～30°

单独调低床尾部，倾斜角度不超过 30°

图 6-17 康多仰卧位

（4）注意事项

1）评估患者术前视力和心功能情况。

2）手术床头低脚高倾斜一般不超过 30°，防止眼部水肿、眼压过高及影响循环功能。

3）单独调低手术床尾部，倾斜一般不超过 30°，防止髋关节脱位。

4）肩托距离颈侧以能侧向放入一指为宜，防止臂丛神经损伤。

2. 康多截石位

（1）适用手术：康多机器人辅助腹腔镜输尿管膀胱再植术、马蹄肾肾盂输尿管成形术以及其他膀胱、输尿管手术。

（2）用物准备（图6-18）：头枕、手托板、肩托、琼脂垫、马镫形多功能腿架、约束带、棉垫、小胶布。

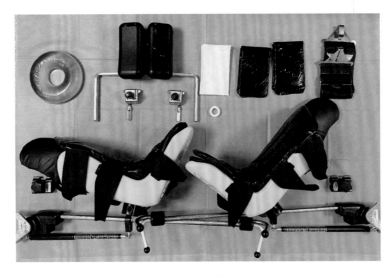

图 6-18 康多截石位用物准备

（3）摆放方法（图6-19）

1）麻醉完成、建腔前

①患者麻醉完成后，管路状态完好，可以进行体位摆放。用马镫形多功能腿架遵循

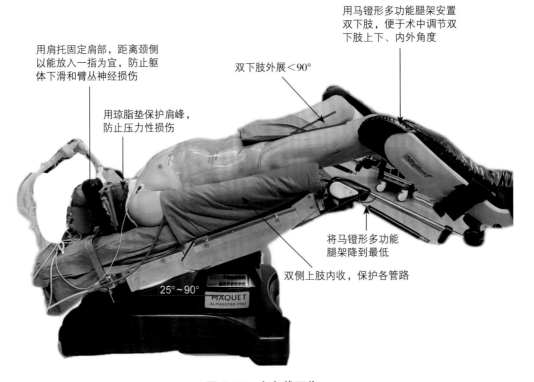

用肩托固定肩部，距离颈侧以能放入一指为宜，防止躯体下滑和臂丛神经损伤

用琼脂垫保护肩峰，防止压力性损伤

双下肢外展＜90°

用马镫形多功能腿架安置双下肢，便于术中调节双下肢上下、内外角度

将马镫形多功能腿架降到最低

双侧上肢内收，保护各管路

25°～90°

图 6-19 康多截石位

"T-K-O连线"原则（即患者足尖、膝关节、对侧肩在一条直线上）摆放截石位。双下肢外展＜90°。

②齐肩部上方水平安置肩托，并用琼脂垫保护肩峰，防止术中患者向头端滑动以及肩峰的压力性损伤。

2）建腔完成、对接（docking）前

①遵医嘱，按压液压杆将双侧马镫形多功能腿架调至最低位。

②遵医嘱，将患者头端调低至最低位（25°~30°）。

③提醒麻醉医生关注患者血压、回心血量、颅内压、眼压、气道压、潮气量以及有无误吸风险与各种管路脱出的风险。

（4）注意事项

1）评估患者术前视力，询问有无青光眼病史及心、脑、肺与胃肠道功能等情况。

2）手术床头低脚高倾斜一般不超过30°，防止眼部水肿、眼压过高及影响循环功能。

3）肩托距离颈侧以能侧向放入一指为宜，避免臂丛神经损伤。

4）双上肢用包布包裹的过程中，应保持正常生理位置，拇指指向天花板方向，避免长时间错位引起臂丛神经损伤。

5）手术过程中时刻关注患者的体温、血压、回心血量、颅内压、眼压、气道压、潮气量，注意有无误吸风险以及各种管路脱出的风险。

6）对接完成后，术中不可在机械臂系统连接在术野Trocar时调整体位；如需调整，应与术者沟通，预先将机械臂系统撤离术野。

3．康多侧卧位

（1）适用手术：康多机器人辅助腹腔镜经腹膜外肾切除术、肾部分切除术、肾上腺切除术等。

（2）用物准备（图6-20）：头枕、方甲状腺垫、腋垫、腰垫、托手板、托手架、软枕、宽胶布、绑腿带、约束带、棉垫。

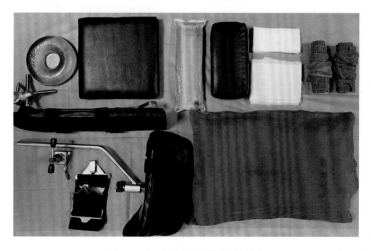

图6-20 康多侧卧位用物准备

（3）摆放方法（图 6-21）

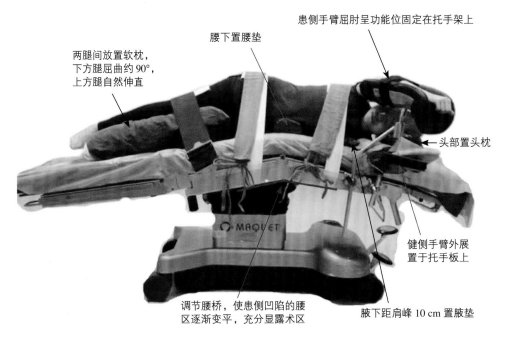

两腿间放置软枕，下方腿屈曲约 90°，上方腿自然伸直

腰下置腰垫

患侧手臂屈肘呈功能位固定在托手架上

头部置头枕

调节腰桥，使患侧凹陷的腰区逐渐变平，充分显露术区

健侧手臂外展置于托手板上

腋下距肩峰 10 cm 置腋垫

图 6-21　康多侧卧位

1）患者术侧向上，身体呈 90° 侧卧位。

2）头部垫头枕（下方垫方甲状腺垫，以加高头枕），耳郭置于头枕空隙中。确认下方眼眶未受压。

3）腋下距肩峰 10 cm 垫腋垫，防止上臂受压损伤腋神经。

4）腰下垫腰垫，垫高腰部。

5）下方托手板固定于近头侧的导轨上，双上肢向前放在托手板上，下方上肢外展不得大于 90°，上方上肢自然伸展放置在托手架上，避免过度上举抬高，损伤神经。使用约束带固定，注意松紧适度。

6）上方下肢伸直，下方下肢屈曲 90°，两腿之间垫海绵软枕，下方膝关节外侧及下方外踝垫棉垫保护。

7）患者肾区对准腰桥，手术床头尾两端同时摇低（30°~40°），使患侧腰部平直舒展，保持头颈部与脊柱在一条水平线上。

8）胸部齐乳头上方及髋部分别用 5 cm 宽胶布与布制约束带固定，垫棉垫保护受压部位皮肤。

9）膝关节上方用约束带固定，垫棉垫保护受压部位皮肤。

（4）注意事项

1）注意对患者心肺功能的保护。

2）注意保护骨突部（肩部、健侧胸部、髋部、膝外侧及踝部等），根据病情及手术时间建议使用抗压软垫及防压疮敷料，预防手术压疮。

3）标准侧卧位安置后，评估患者脊椎是否在一条水平线上，脊椎生理弯曲是否变形，下侧肢体及腋窝处是否悬空。

4）防止健侧眼部、耳郭及男性外生殖器受压。

5）下肢固定带需避开膝外侧，距膝关节上方或下方5 cm处，防止损伤腓总神经。

6）术中调节手术床时需密切观察，防止身体移位，导致重要器官受压。

4．康多半侧卧位

（1）适用手术：康多机器人辅助腹腔镜经腹上尿路手术等。

（2）用物准备（图6-22）：头枕、方甲状腺垫、托手板、自制半侧卧位体位垫（背部、臀部各一）、软枕、宽胶布、绑腿带、约束带、约束手包布。

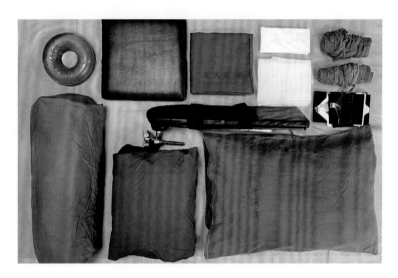

图6-22 康多半侧卧位用物准备

（3）摆放方法

1）床单位准备：检查手术床及体位架性能。使用布制床单，加铺中单或大包布（图6-23）。

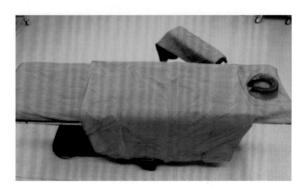

图6-23 康多半侧卧位床单位准备

2）患者术侧向上，身体呈半侧卧位（背部与床面呈45°或60°角），齐肩部至臀部用软垫（自制半侧卧位体位垫）垫起，用中单包裹固定。患侧上肢收于身体侧方，顺势放在体位垫上，用包布约束固定，保持松紧适度。注意不要使肩关节过度外展。下方上肢外展不得大于90°（图6-24）。

3）头部垫头枕（下方垫方甲状腺垫，以加高头枕），耳郭置于头枕空隙中。确认下方眼眶未受压。

4）上方下肢伸直，下方下肢屈曲90°，两腿之间垫海绵软枕，下方膝关节外侧及下方

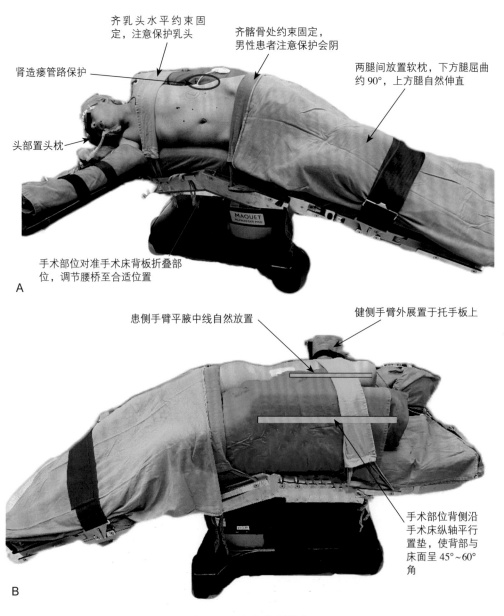

图6-24　康多半侧卧位

A. 正面图；B.背面图

外踝垫棉垫保护。

5）患者脐部对准腰桥，手术床头调低（20°~30°），手术床尾调低（30°~40°），使患侧腰部略伸展。保持头颈部与脊柱在一条水平线上。

6）分别于胸部齐乳头水平、髂骨及膝关节处用约束带固定，垫棉垫保护受压部位皮肤。

（4）注意事项：同康多侧卧位。

三、康多机器人常见术式的手术配合

（一）肾部分切除术

1. **麻醉方式**　静脉－吸入复合麻醉（气管插管，全身麻醉）。

2. **特殊用物**

（1）器械：普通腔镜持针器、术中B超仪、阻断钳及阻断夹、超声刀线、康多腹腔镜器械、康多机器人3D腹腔镜、10 mm机器人金属套管2个、穿刺芯、固定夹、单极线、双极线、康多机器人器械臂（单极电剪刀、窗式双极钳、大号持针器、小号持针器）。

（2）耗材：一次性套管、紫色Hem-o-lok夹、标本袋、止血材料、引流管、超声刀。

3. **消毒铺单**

（1）消毒：上至腋窝，下至腹股沟，前后过腋中线。

（2）铺单：4块治疗巾铺切口，沿治疗巾上缘铺头单，下缘铺尾单，两侧铺带加强片的中单。

4. **手术配合**　见表6-1。

表6-1　肾部分切除术手术配合

手术步骤		手术配合
穿刺	经腹腔	依次传递手术刀、气腹针、气腹接头、巾钳
	经腹膜外	依次传递酒精纱布、手术刀、纱布、气囊、注射器
建立通道、建立气腹	维持腹内压力14 mmHg	传递气腹接头，穿刺12 mm镜头套管
	置入30° 3D腹腔镜，置入10 mm金属套管2个、12 mm助手套管2个、5 mm助手套管1个（看情况）	依次传递10 mm机器人金属套管，12 mm一次性助手套管，5 mm一次性助手套管
对接机器人机械臂系统	机器人机械臂系统于患者侧面垂直于横轴的位置驻车	巡回护士调整体位后，在手术医生及洗手护士的引导下，完成机器人机械臂系统的移动和驻车
	完成机械臂与各套管的对接，置入机器人3D腹腔镜（镜头30°朝上），直视下左侧安装窗式双极钳，右侧置入单极电剪刀，连接单双极线缆	洗手护士协助完成机械臂与各套管的对接，传递窗式双极钳及单极电剪刀，并协助协助安装

手术步骤	手术配合
显露性腺血管，沿性腺血管找到肾静脉，在肾静脉后方显露肾动脉，充分游离肾动脉	助手套管置入平头钳或吸引器
打开肾脂肪囊，确定肿瘤位置	
以 Bulldog 夹（哈巴狗夹）阻断肾动脉，并开始计时	递阻断夹，记录开始阻断肾动脉的时间
距肿瘤边缘 0.5～1.0 cm 处切除肿瘤	
以 2-0 可吸收缝线（Vicryl，薇乔）连续缝合肾基底与肾实质创面	更换机器人持针器，传递缝合线，线尾夹紫色 Hem-o-lok 夹
松开阻断夹，恢复肾血供	接松开后的阻断夹，记录结束阻断肾动脉的时间
将肿瘤置入标本袋中	递标本袋
放置引流管	传递时引流管末端用弯钳夹闭
撤离机器人机械臂系统	将机器人各器械妥善放置，协助巡回护士撤离机器人机械臂系统
取出标本，缝合各切口	清点器械、敷料等无误后，递缝合线

（二）肾盂输尿管成形术

1. **麻醉方式**　静脉 – 吸入复合麻醉（气管插管，全身麻醉）。

2. **特殊用物**

（1）器械：康多腹腔镜器械、康多机器人 3D 腹腔镜、10 mm 机器人金属套管 2 个、穿刺芯、固定夹、康多机器人器械臂（半无创马里兰双极钳、单极电剪刀、小号持针器、大号持针器）。

（2）耗材：一次性套管、输尿管导管、超滑导丝、双开口输尿管支架管（双 J 管）、紫色 Hem-o-lok 夹。

3. **消毒铺单**

（1）消毒：上至两乳头连线水平，下至大腿上 1/3，两侧至腋中线。

（2）铺单：4 块治疗巾铺切口，沿治疗巾上缘铺头单，下缘铺尾单并覆盖一条腿，普通中单铺对侧腿，两侧铺带加强片的中单。

4. **手术配合** 见表 6-2。

表6-2 肾盂输尿管成形术手术配合

手术步骤		手术配合
穿刺、建立通道、建立气腹	耻骨上 4 cm 做 12 mm 小切口，切开皮肤，穿刺 12 mm 镜头套管，维持腹内压力 14 mmHg，置入机器人 3D 腹腔镜；直视下分别置入 10 mm 金属套管，于镜头套管与左侧机械臂套管之间置入 5 mm 一次性助手套管，于镜头套管与右侧机械臂套管之间置入 12 mm 一次性助手套管	依次传递酒精纱布、尖刀、纱布、中弯钳、两头拉钩以及相应的套管
对接机器人机械臂系统	机器人机械臂系统于患者侧面垂直于横轴的位置驻车	巡回护士调整体位后，在手术医生及洗手护士的引导下，完成机器人机械臂系统的移动和驻车
	完成机械臂与各套管的对接，置入机器人 3D 腹腔镜（镜头 30° 朝上），直视下左侧安装窗式双极钳，右侧置入单极电剪刀，连接单双极线缆	洗手护士协助完成机械臂与各套管的对接，传递半无创马里兰双极钳及单极电剪刀，并协助安装
游离结肠旁沟后分离，分离肾筋膜及输尿管，显露肾盂输尿管狭窄处，剪掉狭窄处，送病理检查		助手套管置入平头钳或吸引器，与巡回护士及时留取病理
先缝合输尿管远端，超滑导丝引导下置入双 J 管，再缝合输尿管近端，最后吻合肾盂开口		更换机器人持针器，置入 10 cm 输尿管导管，依次传递所用缝线、安装好超滑导丝的双 J 管，置入双 J 管后将导丝撤出
止血，右侧小切口放置引流管		降低气腹压引流装置，固定引流管的缝线
撤离机器人机械臂系统		将机器人各器械妥善放置，协助巡回护士撤离机器人机械臂系统
关闭伤口		清点敷料、器械及一次性物品等无误后，关闭伤口

（三）输尿管膀胱再植术

1. **麻醉方式** 静脉－吸入复合麻醉（气管插管，全身麻醉）。

2. **特殊用物**

（1）器械：康多腹腔镜器械、康多机器人 3D 腹腔镜、10 mm 机器人金属套管 2 个、穿刺芯、固定夹、单极线、双极线、康多机器人器械臂（单极电剪刀、无创马里兰双极钳、小号持针器、大号持针器）。

（2）耗材：一次性套管、紫色 Hem-o-lok 夹、双开口输尿管支架管、输尿管导管、超滑导丝、引流管。台下导尿时置入三腔气囊导尿管，并连接输血器及生理盐水，以便术中进行膀胱灌注。

3. 消毒铺单

（1）消毒：上至两乳头连线水平，下至大腿上 1/3，两侧至腋中线。

（2）铺单：4 块治疗巾铺切口，沿治疗巾上缘铺头单，下缘铺尾单并覆盖一条腿，普通中单铺另一侧腿并覆盖完全，两侧铺带加强片的中单。

4. 手术配合　见表 6-3。

表6-3　输尿管膀胱再植术手术配合

手术步骤		手术配合
穿刺、建立通道、建立气腹，维持腹内压力 14 mmHg	开放式（Hasson 法）	依次传递手术刀、中弯止血钳、两头拉钩、12 mm 镜头套管、气腹接头，建立气腹
	封闭式（Veress 针法）	依次传递手术刀、气腹针、气腹接头、巾钳，建立气腹后，穿刺 12 mm 镜头套管
置入 30° 3D 腹腔镜，直视下分别于平脐水平左右旁开 10 cm 处各置入 10 mm 套管，于镜头套管与左侧套管之间置入 12 mm 一次性助手套管		依次传递 10 mm 机器人金属套管 2 个、12 mm 一次性助手套管
对接机器人机械臂系统	患者置头低脚高位，机器人机械臂系统于患者侧面垂直于横轴的位置驻车	巡回护士调整体位后，在手术医生及洗手护士的引导下，完成机器人机械臂系统的移动和驻车
	完成机械臂与各套管的对接，置入机器人 3D 腹腔镜（镜头 30° 朝上），直视下左侧安装马里兰双极钳，右侧置入单极电剪刀，连接单双极线缆	洗手护士协助完成机械臂与各套管的对接，传递马里兰双极钳及单极电剪刀，并协助安装
游离输尿管		助手套管置入平头钳或吸引器，置入约 8 cm 带子，悬吊输尿管
离断输尿管，切除部分瘢痕及狭窄输尿管，送病理检查		用纱布接取病理标本，并及时留存
游离膀胱前壁，并悬吊于一侧腰大肌		更换机器人持针器
输尿管内逆行置入双 J 管		传递带超滑导丝的双 J 管，将导丝撤出
切开膀胱壁		更换机器人单极电剪刀
输尿管与膀胱吻合	直接吻合	更换机器人持针器，传递吻合线
	取膀胱瓣吻合	更换机器人持针器，置入 10 cm 输尿管导管，测量膀胱前壁，传递吻合线
向膀胱内注入生理盐水，检查吻合口有无漏尿		巡回护士打开膀胱灌注
放置引流管		传递时引流管末端用弯钳夹闭
撤离机器人机械臂系统		将机器人各器械妥善放置，协助巡回护士撤离机器人机械臂系统
缝合各切口		清点器械、敷料等无误后，递缝合线

（四）根治性前列腺切除术

1. 麻醉方式　静脉 – 吸入复合麻醉（气管插管，全身麻醉）。

2. 特殊用物

（1）器械：康多腹腔镜器械、机器人施夹钳、康多机器人 3D 腹腔镜，10 mm 机器人金属套管 2 个、穿刺芯、固定夹、单极线、双极线、康多机器人器械臂（无创马里兰双极钳、单极电剪刀、小号持针器、大号持针器）。

（2）耗材：一次性套管、生物夹、Hem-o-lok 夹、标本袋、止血材料。

3. 消毒铺单

（1）消毒：上至两乳头连线水平，下至大腿上 1/3，两侧至腋中线。

（2）铺单：4 块治疗巾铺切口（暴露会阴），沿治疗巾上缘铺头单，下缘铺尾单，两侧铺带加强片的中单。

4. 手术配合　见表 6-4。

表6-4　根治性前列腺切除术手术配合

手术步骤		手术配合
穿刺、建立通道、建立气腹	脐上做 12 mm 小切口，切开皮肤，建立气腹，维持腹内压力 14 mmHg，穿刺 12 mm 镜头套管，置入机器人 3D 腹腔镜，直视下分别于平脐水平左右旁开 10 cm 处各置入 10 mm 金属套管，于镜头套管与双侧机械臂套管之间置入 2 个 12 mm 一次性助手套管，呈"W"形	依次传递手术刀、中弯止血钳、两头拉钩、12 mm 镜头套管，建立气腹，传递 10 mm 金属套管 2 个及 12 mm 一次性助手套管 2 个
对接机器人机械臂系统	头低脚高位，机器人机械臂系统于患者侧面垂直于横轴的位置驻车，完成机械臂与各套管的对接，镜头 30° 朝上，直视下左侧安装无创马里兰双极钳，右侧置入单极电剪刀，连接单双极线	巡回护士在手术医生及洗手护士的引导下，完成机器人机械臂系统的驻车，完成机械臂与各套管的对接，传递马里兰双极钳和单极电剪刀，并协助安装
游离直肠膀胱陷凹		助手套管置入平头钳及吸引器
分离双侧输精管及精囊，然后打开耻骨后间隙（Retzius 间隙）显露膀胱前壁及前列腺，显露耻骨后间隙，打开盆筋膜，缝扎背侧静脉复合体（DVC）		备好 Hem-o-lok 夹，更换机器人持针器，3-0 倒刺线缝扎 DVC
切开膀胱颈部与前列腺交接处，切开膀胱前间隙，保护双侧输尿管口，切断膀胱颈		更换机器人机械臂（单极电剪刀及双极钳）
提拉精囊及输精管，显露前列腺尖部尿道前壁，切断尿道，完整切除前列腺		传递生物夹及 Hem-o-lok 夹
缝合膀胱颈		更换机器人持针器，3-0 倒刺线
后尿道重建，吻合膀胱颈及尿道口残端，更换硅胶导尿管		准备重建的缝线及吻合的缝线、导尿管套装
止血，安装引流管，脐上纵行切开 4 cm 小口，将标本取出送病理检查		传递止血材料，降低气腹压力，传递引流管，标本取出送病理检查
撤离机器人机械臂系统		将机器人各器械妥善放置，协助巡回护士撤离机器人机械臂系统
关闭伤口		清点敷料、器械及一次性物品等无误后，关闭伤口

四、术后处理

（一）术后移除操作步骤

1.在移除机器人手术系统前，操作医生应按照主从断开方法及注意事项完成主从断开。

2.手术室护士应与操作医生确认主从断开。

3．移除手术器械

（1）移除手术器械时，确定主从断开。

（2）确保手术器械前端处于伸直状态且无夹持组织，在撤回过程中不会损伤人体组织。

（3）按下器械释放按钮，在视野下，缓慢将手术器械抽离人体腹腔。

（4）滑台自动上升至最顶端，切忌手动将滑台升至最顶端。

4．移除腹腔镜　术后应先移除手术器械，再移除腹腔镜。

5.Trocar 与患者脱离　按下 Trocar 固定夹按钮，听到"咔"声后固定夹自动打开。

6．机械臂系统的撤离　根据手术实际情况及体位，按下机械臂系统肘部按钮抬高机械臂，或者按下立柱升降按钮将整体升高，并与患者留有足够空间，以确保在将机械臂系统撤离时不会碰撞患者，之后将机械臂系统缓慢推开。

7．持械臂无菌罩的拆卸

（1）将持械臂伸直，以确保留有足够的操作空间。

（2）将无菌罩顶端的挂钩取下。

（3）解开固定条带。

（4）接口板与滑台脱离（按下接口板两侧按钮，指示灯由蓝色变为青色常亮）。

（5）Trocar 固定夹与橡胶脱离。

（6）取下固定卡口。

（7）从最顶端沿着持械臂轴方向慢慢将无菌罩拆卸，此时只能触摸无菌罩的外面，不能触摸保护罩的内面及机械臂系统。

8．持镜臂无菌罩的拆卸

（1）将持镜臂伸直，以确保留有足够的操作空间。

（2）将无菌罩顶端的挂钩取下。

（3）解开固定条带。

（4）取下腹腔镜固定附件，一只手扶住腹腔镜固定附件的上端，另一只手顺时针旋转腹腔镜固定附件的下端，直至将其取下。

9．关机　关机前应将机械臂系统收拢，关机后应将电源线、网线、单双极能量线拔出，按照"8"字盘线法收拢并摆放在显眼位置，以备下次使用。

（二）物表清洁

1.**物表清洁时机**　手术结束后，与操作医生确认断开主从连接，确保手术器械从滑台移除，撤离机械臂系统并拆卸无菌罩，在收拢机械臂系统前进行物表清洁。

2．物表清洁内容　包括医生控制台、机械臂系统、影像系统、能量平台车及各系统间的电源线、连接线、视频线。

3．物表清洁方法　使用柔软、不起毛的布，用清水浸湿，根据需要将系统部件和线缆外表面擦拭干净，如表面沾有患者的体液，先使用消毒湿巾或蘸有 75% 酒精的软布擦拭后再用清水擦拭干净。使用前，应将各部件晾干。如有液体（包括体液）进入系统内部，应与技术支持部门联系。

4．物表清洁注意事项

（1）擦拭影像系统、机械臂系统及医生控制台时，应将软布拧至半干，不得与液体接触。擦拭时应小心谨慎，避免液体与系统组件上的电子设备接触。

（2）各系统电源线及各系统间的连接线、视频线应避免接触液体，更不能将它们浸入液体中，以免造成损坏。

（3）对于医生控制台与机械臂系统的重要组件，如主控制器夹钳、立体取景器、主手操控器及卡夹等，在擦拭时应动作轻柔，防止损坏。

（4）擦拭后应仔细检视各系统及组件，如有残余污垢，需重复清洁程序。

（5）仔细检查各系统及组件有无肉眼可见的损坏，移动范围是否正常，如发现存在可能影响功能或可用性的损伤，应立即联系技术支持部门及时处理。

（三）系统归位及管理

1．机械臂系统归位前，应将机械臂收拢，使其占用空间最小，然后将其推至安全位置，避免人为碰撞，机械臂系统距离墙面至少 20 cm。关闭船型开关和紧急断电开关，使其处于完好备用状态。

2．医生控制台归位前，应将操作手柄置于手柄槽内，避免在归位的过程中发生碰撞，双手扶住指定推车位置，将其推至安全位置后，踩好两侧的刹车踏板。医生控制台应距离墙面 20 cm 以上。

3．视频台车归位时，应注意在推的过程中随时关注其四周的环境，避免在归位过程中发生碰撞，推至安全位置后踩好刹车并固定妥当。

4．手术结束后，按照科室规定整理手术间环境。

5．若设备要进行长时间备用，应注意将机械臂系统船型开关置于"○"位，并按下紧急断电开关，确保系统完全切断电源。在备用电池满电量的情况下，若系统储存时间超过30 天，电池电量有耗尽的风险，可能对备用电池造成损坏，应在第 30 天进行充电，直至电量充满。此外，系统在长时间储存时，应确保每间隔 30 天将电池充满。再次使用前强烈建议关注电池电量情况，电量不足应立即充电。

（穆　莉　张圣洁　孙梦楠）

第7章

康多机器人肾上腺手术

一、概述

肾上腺位于腹膜后，肾的内上方，左侧为新月形，右侧为三角形，正常肾上腺大小为长 4~6 cm，宽 2~3 cm，厚 0.3~0.6 cm，重约 5 g，腺体呈金黄色。左侧肾上腺前方毗邻胰尾、脾血管及腹膜，后方靠近膈肌和腰大肌，内侧面为腹主动脉，底面位于肾上极内侧。右侧肾上腺位于肝后方，腰大肌及膈肌表面，内侧紧邻下腔静脉。每侧肾上腺有上、中、下三组动脉供应，通常情况下分别来自膈下动脉、腹主动脉和肾动脉，这些小动脉常分成数支进入肾上腺。进入肾上腺后，经毛细血管汇成小静脉，最后由肾上腺中央静脉流出，左侧汇入左肾静脉，右侧直接汇入下腔静脉（图 7-1 ）。

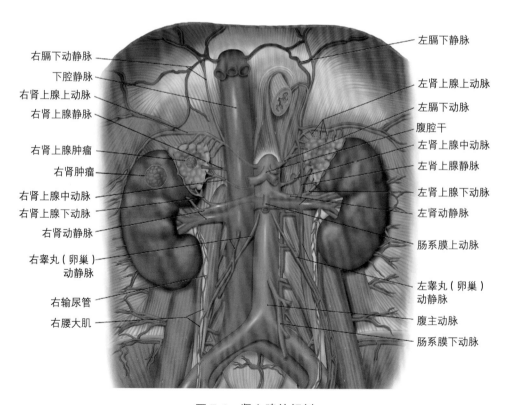

左膈下静脉

右膈下动静脉

下腔静脉

右肾上腺上动脉

右肾上腺静脉

左肾上腺上动脉

左膈下动脉

腹腔干

左肾上腺中动脉

左肾上腺静脉

右肾上腺肿瘤

右肾肿瘤

右肾上腺中动脉

右肾上腺下动脉

左肾上腺下动脉

左肾动静脉

右肾动静脉

肠系膜上动脉

右睾丸（卵巢）
动静脉

左睾丸（卵巢）
动静脉

右输尿管

腹主动脉

右腰大肌

肠系膜下动脉

图 7-1 肾上腺的解剖

肾上腺由皮质和髓质构成，皮质可分为三层结构，由外向内分别为球状带、束状带和网状带，各自分泌盐皮质激素、糖皮质激素和性激素。髓质分泌包括去甲肾上腺素、肾上腺素和多巴胺在内的儿茶酚胺。根据肾上腺肿瘤是否具有激素分泌功能，可以把肾上腺肿瘤分为功能性肾上腺肿瘤和无功能性肾上腺肿瘤。根据分泌激素的类型不同，常见的功能性肾上腺肿瘤又可以进一步分为库欣腺瘤（肾上腺皮质腺瘤）、醛固酮腺瘤和嗜铬细胞瘤。肾上腺皮质癌是来源于肾上腺皮质的恶性肿瘤，部分肾上腺皮质癌具有激素分泌功能。

自 1992 年 Gagner 等[1] 首次应用腹腔镜技术进行肾上腺切除术以来，腹腔镜技术已成为治疗常规肾上腺肿瘤的"金标准"[2]。随着外科医生对肾上腺解剖认识的深入和手术操作技术的成熟，腹腔镜肾上腺切除术亦被用于嗜铬细胞瘤、巨大肾上腺肿瘤、恶性肾上腺肿瘤及肾上腺转移癌等疾病的治疗[3]。2001 年，Horgan 等[4] 首次报道了机器人辅助腹腔镜肾上腺切除术，自此，机器人辅助肾上腺手术越来越多地被应用于临床。对于肾上腺皮质癌、嗜酸细胞瘤或转移瘤，机器人辅助肾上腺切除术的病例报告尚不充分，但已有学者在探索机器人辅助肾上腺切除术在嗜铬细胞瘤中的应用[5]。大样本的荟萃分析提示，就术中并发症、出血量和中转开放手术比例而言，机器人辅助肾上腺手术均不劣于常规腹腔镜肾上腺手术，而机器人手术还具有住院时间短和术后并发症发生率低等潜在优势[6]。

机器人辅助肾上腺手术的主要优势体现在：直观立体的三维视觉、清晰放大的操作术野、科学的人体工学设计和灵活稳定的机械腕等。对于肿瘤体积巨大或者解剖关系复杂的肾上腺肿瘤，机器人辅助肾上腺手术的优势更加明显[7]。

二、手术适应证与禁忌证

手术适应证包括：嗜铬细胞瘤、醛固酮腺瘤、库欣腺瘤、髓样脂肪瘤、3 cm 以上的无功能性肾上腺肿瘤等肾上腺外科疾病。理论上，凡可行腹腔镜肾上腺切除术者，均可尝试机器人辅助手术。手术适应证的掌握，应综合考虑肿瘤的大小、性质、内分泌功能及患者全身情况等多方面因素[8]。

手术禁忌证包括：存在凝血功能异常且难以纠正者；术前影像学检查提示有邻近器官侵犯或远处转移者；严重的心、肺及肾功能不全而不能耐受手术者[3]。

目前虽然已有零星个案报道机器人辅助肾上腺手术在大体积肾上腺肿瘤、局限的肾上腺皮质癌、孤立的肾上腺转移癌等特殊类型肿瘤中的成功应用[9]，但此类特殊病例对术者技术和经验要求较高，初学者要谨慎选择。

三、术前准备

机器人辅助肾上腺手术的术前准备与常规腹腔镜手术类似，需根据肿瘤的内分泌功能和解剖毗邻具体掌握。

对丁嗜铬细胞瘤患者，术前进行充分的药物准备是手术安全的关键因素之一。药物准备的目的是阻断过量儿茶酚胺的作用、纠正有效血容量不足、预防围术期血压剧烈波动以及预防急性心力衰竭、肺水肿等严重并发症。可选择长效 α 受体阻滞剂联合或不联合钙通道阻滞剂调控血压。如需降低心室率，应在使用 α 受体阻滞剂后 2~3 天酌情加用 β 受体阻滞剂。术前药物准备充分的表现有：血压保持在正常水平；心率低于 90 次 / 分；无阵发性头晕、头痛、心悸或血压升高等症状；体重增长、轻度鼻塞和手足温暖[3,10]。

对于库欣腺瘤患者，长期高皮质醇血症往往会导致血压升高、血糖升高、电解质及酸碱平衡紊乱，因此术前需评估相关风险，尽量减少高皮质醇血症的负面影响。长期高激素水平会影响患者的免疫、凝血功能以及精神状态，同样需要关注[11]。

对于醛固酮腺瘤患者，术前需控制高血压，纠正低血钾及其他电解质紊乱[12]。

四、手术步骤

（一）康多机器人辅助腹腔镜经腹肾上腺肿瘤切除术（视频 7-1）

1. **麻醉、体位及套管建立**　以左侧手术为例，全身麻醉，患者取 60°~70° 右侧卧位，上肢向头侧展开并用托手板固定。抬高腰桥使腰部和腹部适当展开。常规消毒铺巾，自脐左上方常规建立气腹（C 点），在 C 点置入 12 mm 套管，接通 CO_2 气腹机，气压 12~14 mmHg。进镜直视下在左侧锁骨中线肋缘下（L 点）、左侧腋前线脐下水平（R 点）各置入 1 个 10 mm 套管。助手孔（A1、A2）位置设置在旁正中线、脐部上下各 5 cm 水平处（图 7-2）。对于右侧肾上腺肿物，常需在剑突下增加 1 个 5 mm 套管，用于牵开肝。体位及套管布局见图 7-2。套管放置完毕后，对接康多机器人手术系统，右侧鞘管放置单极

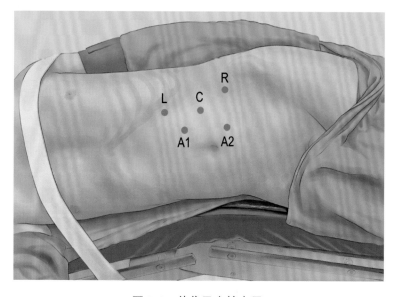

图 7-2　体位及套管布局

电剪，左侧鞘管放置双极抓钳。

2. **切开侧腹膜**　离断大网膜与侧腹壁之间的粘连，在 Toldt's 线与左半结肠之间切开侧腹膜。使用锐性分离，游离 Gerota 筋膜（肾筋膜）前层与结肠融合筋膜之间的相对无血平面，使悬吊的左半结肠向内、向下移动（图 7-3）。游离步骤一般是沿着肾轮廓前表面，向肾前外上方游离，切开脾肾韧带表面的腹膜，直至膈下，使脾移至胃底水平，向下一般至髂窝。对于右侧肾上腺肿瘤，为避免肝右叶遮挡，可在切开镰状韧带后，经剑突下穿刺 5 mm Trocar 孔置入持针器，托起肝右叶。

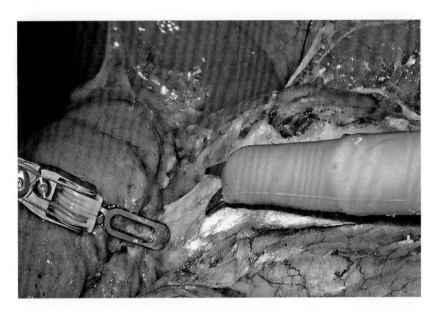

图 7-3　锐性分离 Gerota 筋膜前层与结肠融合筋膜之间的平面，松解左半结肠

3. **游离肾上腺及肿瘤**　游离结肠使之向内下垂，并向腹侧牵开胰尾后，进一步分离 Gerota 筋膜前层与结肠融合筋膜，可透过 Gerota 筋膜看到黄色的肾上腺组织或肿瘤。切开 Gerota 筋膜，游离肾上腺腹侧面（图 7-4）。遇细小血管可凝闭。对于右侧肾上腺肿瘤，在分离暴露肿瘤的过程中应避免损伤十二指肠和下腔静脉。

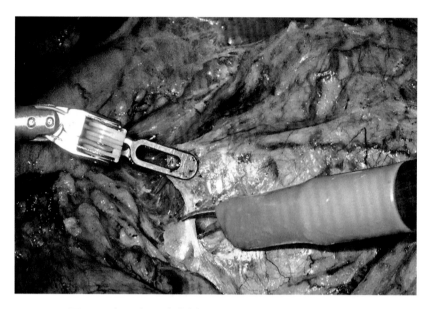

图7-4 切开肾上腺腹侧面的 Gerota 筋膜，显露肾上腺

4. 显露肾上腺中央静脉 于左侧肾上腺内下方、左肾静脉上方寻找左肾上腺中央静脉。分离后用 Hem-o-lok 夹夹闭并切断（图7-5）。右肾上腺中央静脉直接汇入下腔静脉，往往较短，需小心分离后用 Hem-o-lok 夹结扎、切断。

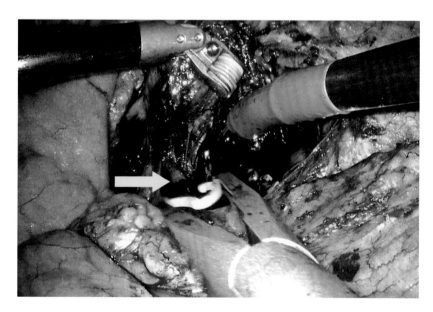

图7-5 充分显露肾上腺后，夹闭并切断左肾上腺中央静脉（箭头所示）

5.**肾上腺游离**　控制肾上腺中央静脉后，可沿腰大肌表面游离肾上腺背侧，并于肾上极分离肾上腺底部，完整游离肾上腺及肿瘤，充分显露肿瘤边界。由于肾上腺组织血供丰富，建议在距离肿瘤0.5~1 cm的正常肾上腺组织处用Hem-o-lok夹夹闭，于肿瘤侧离断并切除肿瘤（图7-6）。

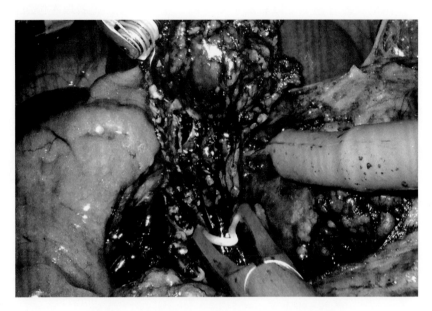

图7-6　用Hem-o-lok夹夹闭并切除肾上腺肿瘤

6.**标本装袋及放置引流**　降低气腹压力，观察有无活动性出血，仔细止血（图7-7）。将标本装入标本袋，适度延长Trocar孔取标本。拔除R点机械臂，经该处套管置入引流管，

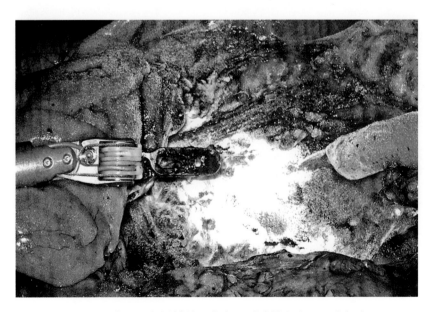

图7-7　喷洒止血材料并观察有无活动性出血，取出标本

放于肾上腺区。清点器械及敷料无误后，撤除镜头及 L 点机械臂，拔除各套管，移开机器人手术系统。逐层关闭切口，固定引流管，用无菌敷料包扎，结束手术。

（二）康多机器人辅助腹腔镜经腹膜后肾上腺肿瘤切除术（视频 7-2）

1. 麻醉、体位及套管建立 以右侧手术为例，全身麻醉，患者取左侧卧位，抬高腰桥。常规消毒铺巾。在腋中线髂嵴上约 2 cm（C 点）做 2 cm 左右横切口，用血管钳钝性分离肌层，进入腹膜后间隙。用手指将腹膜向腹侧推开，用自制气囊进一步扩张腹膜后腔，充气 600~800 ml。取出气囊，在手指引导下，在腋后线髂嵴上方 2~3 横指处（L 点）置入 10 mm 套管。在 C 点置入 10 mm 套管，用 7 号丝线缝合关闭切口，避免气体漏出。接通 CO_2 气腹机，气压 12~14 mmHg 时，经 C 点置入镜头观察。确定腹膜反折位置后，直视下于腋前线平 L 点水平、腹膜反折后方（R 点）置入 10 mm 套管，再于 R 点与 C 点连线中点下方约 2 cm 处（A 点）置入 12 mm 助手套管。体位及套管布局见图 7-8。对接康多机器人手术系统，连接机械臂。

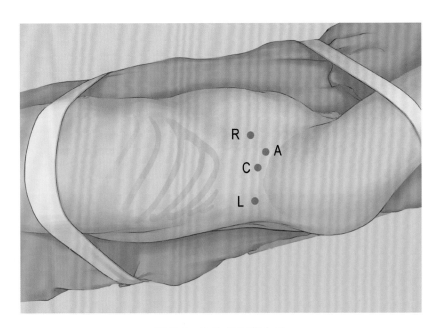

图 7-8 体位及套管布局

2. 清理腹膜外脂肪 在 C 点置入机器人 3D 腹腔镜，L 点和 R 点分别接入双极抓钳及单极电剪，经助手孔 Trocar 置入吸引器。游离腹膜外脂肪组织，将其尽量向髂窝方向推开（图 7-9）。分离过程中注意勿损伤腹膜，若不慎损伤，可用 Hem-o-lok 夹夹闭或缝合破口，避免 CO_2 进入腹腔使后腹腔空间变小。

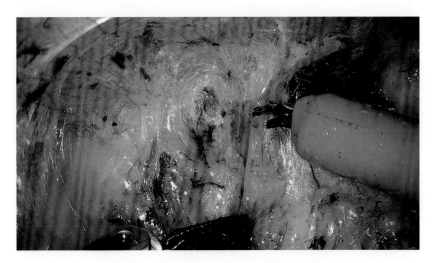

图 7-9 推开腹膜外脂肪，显露腹横筋膜

3. 游离肾上极 辨认腹膜反折线，于其背侧打开 Gerota 筋膜，上至膈下，下至髂窝（图 7-10）。继续打开肾周脂肪囊，找到肾表面，经肾表面与脂肪囊之间的无血管区充分游离肾上极（图 7-11），游离过程中注意勿损伤肾包膜及肾蒂血管。

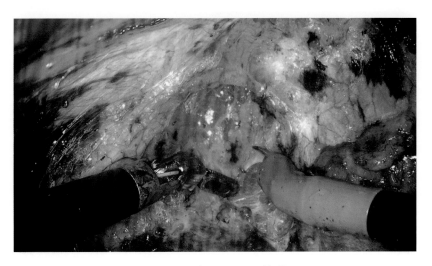

图 7-10 打开 Gerota 筋膜

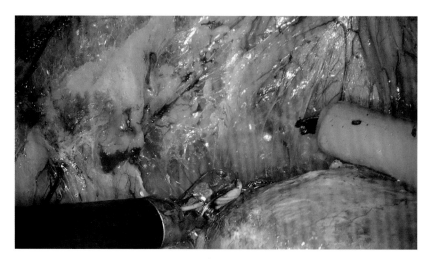

图 7-11　游离肾上极

4. **游离肾上腺**　充分暴露肾上极后，助手协助牵开肾上极，先于肾上腺腹侧与腹膜之间的无血管层面进行分离（图 7-12），再分离肾上腺背侧与腰大肌之间的层面（图 7-13），最后分离肾上腺底部与肾上极之间的层面。将肾上腺底部部分抬起后，可显露肾上腺中央静脉，用 Hem-o-lok 夹夹闭并切断。需要注意的是，对于嗜铬细胞瘤，应先从肾上腺内侧分离肾上腺中央静脉并予以结扎、切断。因右侧肾上腺中央静脉较短，直接汇入下腔静脉，需在肾上腺与下腔静脉之间小心分离，避免损伤、撕裂下腔静脉（图 7-14）。肾上腺内下方往往有较多的肾上腺动脉分支，可在分离成束后凝闭或用 Hem-o-lok 夹夹闭并切断。对于左侧肾上腺肿瘤，分离过程中应注意避免损伤胰尾和脾血管。

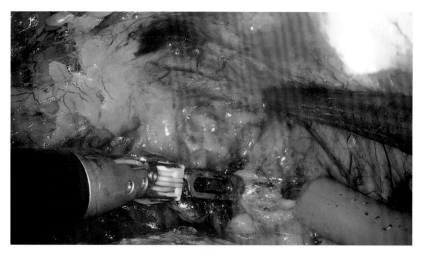

图 7-12　游离肾上腺腹侧

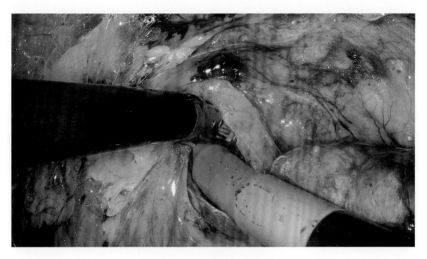

图 7-13　游离肾上腺背侧

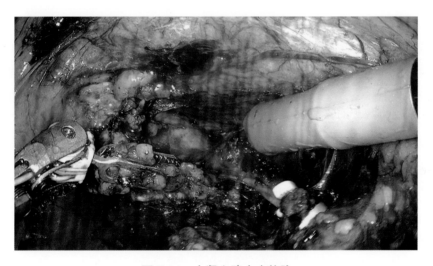

图 7-14　右肾上腺中央静脉

　　5. **切除肾上腺肿瘤**　在将肾上腺及肿瘤充分游离后，在正常肾上腺和肿瘤之间切开肾上腺，正常肾上腺侧用 Hem-o-lok 夹夹闭，在肿瘤侧切断肾上腺组织，将肿瘤完整切除。切除肿瘤后，降低气腹压力，观察创面，仔细止血。

　　6. **取出标本、结束手术**　将切除的肿瘤组织装入标本袋中，拔除镜头及操作器械，移除机械臂，将标本从助手孔取出，放置引流管。逐层关闭切口，结束手术。

五、术后处理

　　1. 术后监测患者生命体征，行血常规、肝肾功能及电解质检查等。

2. 记录引流量，24 小时后若引流量少于 10 ml，可拔除引流管。

3. 观察患者有无肾上腺皮质功能减退的表现，包括精神萎靡、腹胀、恶心、心慌、血压降低、低血糖等，必要时给予糖皮质激素替代治疗。

4. 患者术后如情况允许可尽早下床活动。

5. 患者术后暂禁食，排气后可逐步过渡为正常饮食。

6. 对于库欣腺瘤患者，术后应给予糖皮质激素替代治疗，注意纠正电解质紊乱，避免肾上腺皮质功能减退甚至肾上腺危象。

7. 对于嗜铬细胞瘤患者，需严密监测生命体征，根据血流动力学情况调整血管活性药物的使用。

六、技术现状

2001 年，Horgan 和 Vanuno 首次报道了机器人辅助腹腔镜肾上腺手术[4]。相比传统腹腔镜，机器人腹腔镜可提供放大 10~12 倍的三维视野、7 个自由度的操作器械以及抗抖动的过滤系统。在处理毗邻大血管、体积较大的肾上腺肿瘤以及需要保留正常肾上腺组织的肿瘤时，机器人腹腔镜手术具有明显优势，而且其优良的人体工程学设计可减轻手术医生的疲劳感[13]。相比于开腹及普通腹腔镜手术，机器人辅助腹腔镜肾上腺手术可明显减少术中出血量、降低术后并发症、缩短术后住院时间等[14]。

机器人辅助腹腔镜肾上腺手术可选择经腹腔途径或经腹膜后途径。经腹膜后途径减少了对胃肠道的干扰和腹腔内器官损伤的风险，但其手术空间较小，器械操作和打孔位置受到了一定限制。既往研究提示，相比于经腹腔途径，经腹膜后途径肾上腺切除术的手术时间更短，患者胃肠道功能恢复更快，术后疼痛较轻[15]。经腹腔途径的优势在于操作空间大，可以更好地避免机械臂和器械之间相互碰撞，解剖标志更加清楚。对于体形肥胖、肿瘤体积大的患者，选择经腹腔途径可能更有优势[16]。在临床实践中，应结合患者的实际情况做出选择。

目前国内常用的机器人系统为达芬奇系统，但该系统价格昂贵，限制了其应用。因此，自行开发的机器人系统对解决这一问题具有重要意义。苏州康多机器人有限公司开发的具有自主知识产权的腔镜机器人手术系统具有精确灵活、高清 3D 视觉、优化的人体工程学设计、经济高效等优点。东洁等[17]在国内最早报告了采用国产康多机器人手术系统治疗肾上腺肿瘤的经验。目前，北京协和医院外科团队已使用国产康多机器人手术系统切除 25 例肾上腺肿瘤，其中 22 例采用经腹膜后途径，3 例采用经腹腔途径，设备的对接时间、操作时间均较短，出血量较少，无明显术后并发症。结果显示，采用国产康多机器人手术系统行肾上腺肿瘤切除术安全、有效。

（魏梦超　东　洁　纪志刚）

参考文献

[1] Gagner M, Lacroix A, Bolté E. Laparoscopic adrenalectomy in Cushing's syndrome and pheochromocytoma[J]. N Engl J Med, 1992, 327(14):1033.

[2] Chen Y, Scholten A, Chomsky-Higgins K, et al. Risk Factors Associated With Perioperative Complications and Prolonged Length of Stay After Laparoscopic Adrenalectomy[J]. JAMA Surg, 2018, 153(11):1036-1041.

[3] 黄健, 张旭, 周利群, 等. 腹腔镜肾上腺手术规范专家共识[J]. 微创泌尿外科杂志, 2021, 10(03):145-151.

[4] Horgan S, Vanuno D. Robots in laparoscopic surgery[J]. J Laparoendosc Adv Surg Tech A, 2001, 11(6):415-419.

[5] Eugenia Y. Robotic assisted adrenalectomy: Surgical techniques, feasibility, indications, oncological outcome and safety[J]. Int J Surg, 2016, 28:169-172.

[6] Luis FB, Riccardo A, Humberto L, et al. Robotic versus laparoscopic adrenalectomy: a systematic review and meta-analysis. Eur Urol, 2014, 65(6):1154-1161.

[7] 戴军, 何威, 孙福康, 等. 机器人辅助腹腔镜与传统腹腔镜治疗复杂肾上腺肿瘤的手术效果比较[J]. 第二军医大学学报, 2020, 41(07):721-724.

[8] Nomine-Criqui C, Germain A, Ayav A, et al. Robot-assisted adrenalectomy: indications and drawbacks[J]. Updates Surg, 2017, 69(2):127-133.

[9] Alguraan Z, Agcaoglu O, Aliyev S, et al. A rare case of merkel cell carcinoma metastasis to the adrenal resected robotically[J]. Surg Laparosc Endosc Percutan Tech, 2013, 23(1):e35-37.

[10] 中华医学会内分泌学分会. 嗜铬细胞瘤和副神经节瘤诊断治疗专家共识(2020版) [J]. 中华内分泌代谢杂志, 2020, 36(09):737-750.

[11] Madani A, Lee JA. Surgical Approaches to the Adrenal Gland[J]. Surg Clin North Am, 2019, 99(4):773-791.

[12] 王庭俊, 谢良地.《原发性醛固酮增多症诊断治疗的专家共识(2020版)》更新要点解读[J]. 中华高血压杂志, 2021, 29(11):1036-1038.

[13] 孙颖浩. 吴阶平泌尿外科学[M].北京:人民卫生出版社, 2019.

[14] Hue JJ, Ahorukomeye P, Bingmer K, et al. A comparison of robotic and laparoscopic minimally invasive adrenalectomy for adrenal malignancies[J]. Surg Endosc, 2022, 36(7):5374-5381.

[15] Teo XL, Lim SK. Robotic assisted adrenalectomy: Is it ready for prime time? [J]. Investig Clin Urol, 2016, 57(2):S130-146.

[16] Berber E, Tellioglu G, Harvey A, et al. Comparison of laparoscopic transabdominal lateral versus posterior retroperitoneal adrenalectomy[J]. Surgery, 2009, 146(4):621-625.

[17] 东洁, 徐维锋, 纪志刚. 国产机器人辅助腹腔镜肾上腺肿瘤切除术五例初步结果[J]. 中华泌尿外科杂志, 2021, 42(5):381-384.

第8章

康多机器人肾部分切除术

第一节　经腹入路肾部分切除术

一、概述

肾肿瘤包括肾良性肿瘤和肾恶性肿瘤，肾恶性肿瘤占大多数。肾细胞癌是肾恶性肿瘤最常见的类型，约占90%，包括各种组织学亚型，并具备各自独特的遗传基础和组织病理学特性。肾细胞癌约占人体所有恶性肿瘤的3%，世界范围内男女发病比例约为1.5:1[1]。

随着影像学技术的发展，肾肿瘤大多是在患者体检时被发现，而患者通常无症状，既往的肾癌三联征"血尿、腰痛、腹部肿块"现已少见。此外，肾癌还可出现副瘤综合征、转移癌等相关症状。肾部分切除术是 T_1 期肾癌的标准治疗方式[2]，与根治性肾切除术相比可以更好地保护肾功能，能够降低心血管疾病的潜在风险，虽然可能会增加肿瘤局部复发风险，但不影响肿瘤特异性生存率和总生存率。腹腔镜技术的发展使得肾部分切除术创伤更小、并发症更少，而肾功能损害、生存率方面与开放手术相当[3]。随着达芬奇机器人系统的推广与应用，机器人辅助肾部分切除术可以更细致精确地缝合，缩短学习曲线，并且具有符合人体工程学设计等优势，尤其适用于复杂的肾肿瘤[1]。在国内，苏州康多机器人有限公司研发的康多内窥镜手术机器人系统已完成肾部分切除术的动物实验，并开展了肾部分切除术的前瞻性队列研究，报道了该系统应用于肾部分切除术的安全性和可行性[4]。

肾部分切除术可经腹入路和经腹膜外入路。经腹入路又可分为常规经腹入路和侧卧位经腹入路。本节将分别介绍康多机器人辅助腹腔镜常规经腹入路和侧卧位经腹入路肾部分切除术。

二、手术适应证与禁忌证

手术适应证主要包括：①肾良性肿瘤或 T_1 期的肾恶性肿瘤，适合行肾部分切除术的患者；②双侧肾肿瘤、解剖性或功能性孤立肾以及对侧肾功能不全的肾肿瘤患者可适当放宽适应证。

手术禁忌证主要包括：①有未控制的严重出血或凝血性疾病、心肺功能障碍、糖尿病、免疫系统疾病等；②肿瘤位置欠佳，经影像学评估不宜接受肾部分切除术；③肿瘤可疑侵犯肾窦或肾被膜、局部进展期或存在远处转移等；④妊娠期或哺乳期妇女。

三、术前准备

1. 常规准备　血常规、尿常规、血生化及凝血功能检查，胸部 X 线片，心电图等。患者术前留置导尿管。

2. 专科准备　泌尿系统超声、泌尿系统增强 CT（计算机体层成像）。CT 三维可视化可清晰显示肿瘤解剖参数及血供等信息，帮助预测肾部分切除术的手术难度、围术期并发症、术后肾功能等，并可在术中辅助导航，帮助手术医生更好地把握手术过程；此外，RENAL 评分、Padua 评分、C 指数（C-index）评分等解剖评分系统也可用于评估手术难易程度和手术相关并发症。

3. 物品准备　泌尿外科手术专用器械、全套康多机器人手术系统、吸引器系统以及其他腹腔镜特殊器械，还包括 5 mm、10 mm 和 12 mm 套管，Bulldog 夹，Hem-o-lok 夹，可吸收倒刺线，备选物品包括可吸收止血纱布、引流管等材料。

四、手术步骤

（一）康多机器人辅助腹腔镜常规经腹入路肾部分切除术（视频 8-1）

1. 麻醉、体位及套管分布　以右侧肾肿瘤为例，患者取 60° 左侧卧位，气管插管静脉 - 吸入复合全身麻醉，常规消毒铺巾。于肚脐处用气腹针穿刺建立气腹，维持腹内压力 14 mmHg，保留气腹针并于右侧锁骨中线肋缘下 1 cm 处置入 10 mm 套管（R 点），沿锁骨中线距此穿刺点下方 7 cm 处置入 12 mm 套管（C 点），引入康多机器人 3D 腹腔镜。在直视下沿锁骨中线于进镜套管下方 7 cm 处置入 1 个 10 mm 套管（L 点），分别于上述 3 个套管相邻 2 个连线中点近脐侧 5 cm 处置入 2 个 12 mm 助手套管（A1 点、A2 点），然后对接康多机器人手术系统。体位及套管布局见图 8-1。

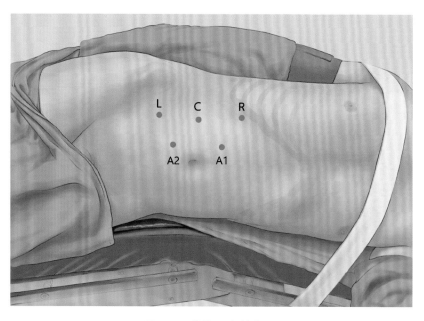

图 8-1　体位及套管布局

2. **显露肾动脉**　分离肠管粘连，在右肾下极水平游离结肠，并从结肠旁沟向头侧游离至肝结肠韧带处，将结肠牵至内侧。显露性腺静脉，沿性腺静脉找到右肾静脉，在右肾静脉后方游离并显露右肾动脉（图 8-2）。若见其他肾静脉分支，可将其用 Hem-o-lok 夹夹闭后离断，以便显露肾动脉。

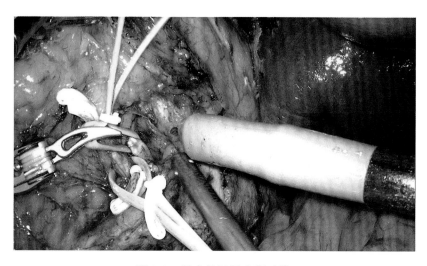

图 8-2　游离并显露右肾动脉

3. **寻找肾肿瘤**　打开肾周脂肪囊，分离肾周脂肪和肾被膜。沿肾表面钝性锐性相结合游离肾周脂肪，根据影像学检查提示探查肾肿瘤的位置。充分游离肿瘤及周围正常的肾实质，初步确定切除范围及后续缝合范围（图8-3）。

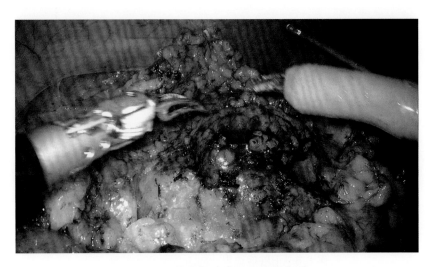

图 8-3　游离肾肿瘤及周围肾实质

4. **阻断肾动脉**　用Bulldog夹阻断肾动脉，不阻断肾静脉。若存在多支肾动脉分支，推荐依次予以阻断（图8-4）。

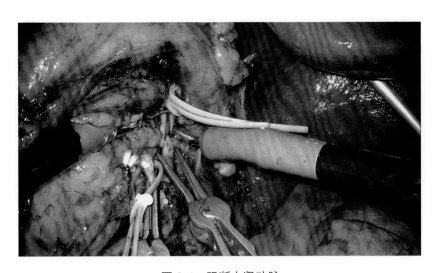

图 8-4　阻断右肾动脉

5. **完整切除肿瘤** 用剪刀沿肿瘤边界 0.5 cm 完整切除肿瘤（图 8-5）。肿瘤切除后良好的肾创面会呈现"陨石坑"状，内里光滑圆润，基底结构清晰可见。

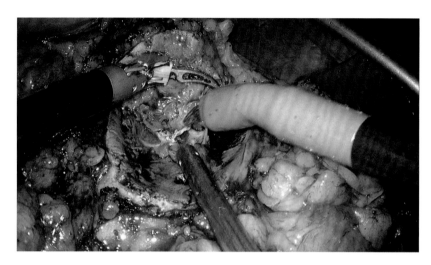

图 8-5 沿肿瘤边界 0.5 cm 完整切除肿瘤

6. **缝合肾创面** 深度较小的创面可用 0 号倒刺线单层连续缝合，线头线尾分别用 Hem-o-lok 夹固定以防脱线。较深的创面可先用 3-0 倒刺线连续缝合基底出血点，再用 0 号倒刺线连续缝合肾实质（图 8-6）。

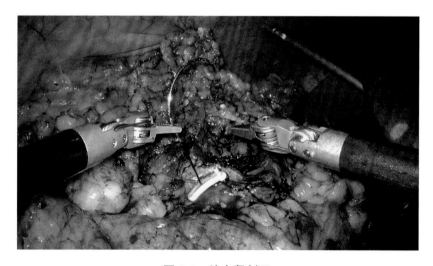

图 8-6 缝合肾创面

7. **松开阻断夹、取出标本、结束手术**　整体观察缝合创面满意后，松开阻断夹。观察创面有无渗血，渗血严重时应补针缝合。将肿瘤置入标本袋内，从助手套管取出。降低气腹压力，观察未见出血。由右下腹小切口置入F20引流管。缝合各小切口，术毕。将切除标本送病理检查。

（二）康多机器人辅助腹腔镜侧卧位经腹入路肾部分切除术（视频8-2）

1. **麻醉、体位及套管分布**　以左侧肾肿瘤为例，患者全身麻醉后取90°右侧卧位，常规消毒铺巾。在第12肋缘下取3 cm切口（R点），钝性分离进入腹膜后腔，用自制气囊扩张腹膜后腔，于腋中线髂前上棘上4 cm取小切口置入10 mm套管（C点），引入机器人3D腹腔镜，直视下于腋前线平第一切口水平置入10 mm套管（L点），两者分别置入机械臂套管。分别于反麦氏点附近置入5 mm及12 mm助手套管（A1点、A2点），两助手套管间距约6 cm。然后对接康多机器人手术系统机械臂，体位及套管布局见图8-7。

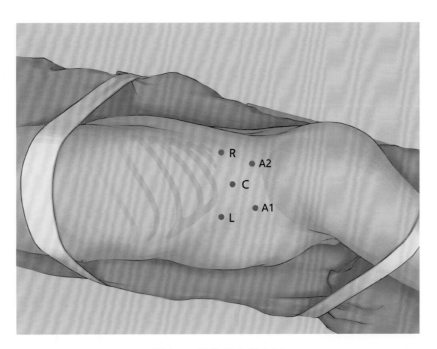

图8-7　体位及套管布局

2. **显露肾动脉** 将侧腹膜完全打开，显露腹腔，以获得最大操作空间。先分离肾背侧，显露肾动脉，可见肾动脉主干 1 支，根部分出分支动脉（图 8-8 ）。寻找肾动脉时应大范围游离背侧，观察有无其他动脉分支。游离肾动脉时应贴近根部进行分离，分离后用吸引器挑开肾动脉，观察后方和周围有无肾动脉过早分支。

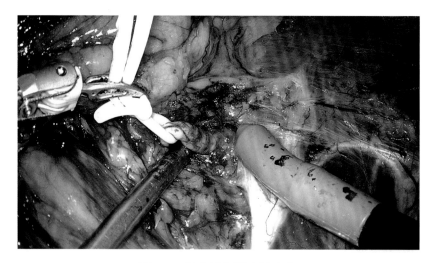

图 8-8 游离并显露左肾动脉

3. **寻找肾肿瘤** 沿肾中部打开肾周脂肪囊，分离肾周脂肪和肾被膜。沿肾表面钝性锐性相结合游离肾周脂肪，根据影像学检查提示探查肾肿瘤的位置，找到肾肿瘤（图 8-9 ）。充分游离肿瘤及周围正常的肾实质，初步确定切除范围及后续缝合范围。

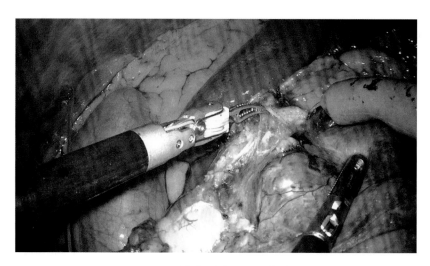

图 8-9 游离肾肿瘤及周围肾实质

4. 阻断肾动脉 充分游离肾动脉后，用Bulldog夹阻断肾动脉，不阻断肾静脉。若存在多支肾动脉分支，推荐依次予以阻断（图8-10）。实践中，亦可采用分支阻断的方法，仅阻断供应肿瘤区域的肾动脉，实施肾部分切除术。

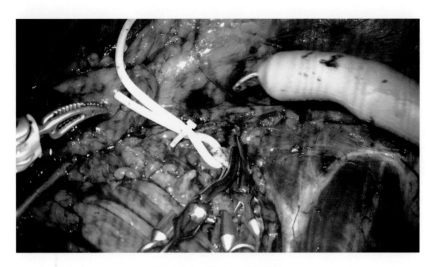

图 8-10 阻断左肾动脉

5. 完整切除肿瘤 推荐采用手术机器人剪刀进行锐性分离，辅以钝性分离，以帮助寻找肿瘤边界，并沿肿瘤边界0.5 cm完整切除肿瘤（图8-11）。肿瘤切除后良好的肾创面会呈现"陨石坑"状，内里光滑圆润，基底结构清晰可见。

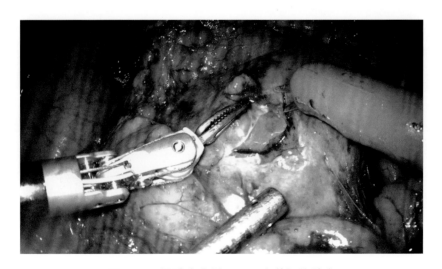

图 8-11 沿肿瘤边界0.5 cm完整切除肿瘤

6. 缝合肾创面　深度较小的创面可用 0 号倒刺线单层连续缝合，线头线尾分别用 Hem-o-lok 夹固定以防脱线。较深的创面可先用 3-0 倒刺线连续缝合基底出血点，再用 0 号倒刺线连续缝合肾实质（图 8-12）。

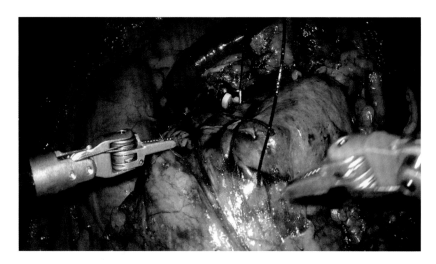

图 8-12　缝合肾创面

7. 松开阻断夹、取出标本、结束手术　整体观察缝合创面满意后，松开阻断夹。观察创面有无渗血，渗血严重时应补针缝合。将肿瘤置入标本袋内，从助手套管取出。降低气腹压力，观察未见出血。由左下腹小切口置入 F20 引流管。缝合各小切口，术毕。将切除标本送病理检查。

五、术后处理

1. 如无特殊情况，术后第一天患者即可下床活动并拔除导尿管，复查血常规、血生化指标以评估肾功能。

2. 若术后每日引流量小于 50 ml，可拔除引流管；如果术中止血确切，也可不常规留置引流管，以便快速康复。

3. 如果术后出现尿漏等并发症，可通过留置输尿管支架管或经皮肾造瘘引流尿液。

4. 根据病理结果确定后续治疗方案。

5. 术后定期随访，行血常规、尿常规及血生化检查，关注肾功能的恢复情况。复查胸腹部 CT 等，以评估肿瘤复发、转移等情况。

六、技术现状

肾部分切除术是治疗 T_1 期肾肿瘤的一种常见术式。随着微创手术技术和器械的发展，腹腔镜肾部分切除术和机器人辅助腹腔镜肾部分切除术已得到广泛应用。对于技术熟练的外科医生来说，腹腔镜、机器人和开放肾部分切除术可获得类似的肿瘤学结果。微创手术能够减少手术并发症和围术期输血、缩短住院时间、降低再住院和再手术的发生率。机器人辅助腹腔镜肾部分切除术的优点是手术并发症少、失血量少、住院时间短，尤其适用于复杂的肾肿瘤[1]。康多机器人手术系统具备方便对接与分离、成本较低、设备兼容性强、符合人体工程学等优势，此外上下两块屏幕可同时显示，医生在术中可参考术前影像学检查和术中实时超声影像，以便精准定位肿瘤位置与肾动脉分支[5]。

肾部分切除术可经腹入路和经腹膜外入路，入路的选择取决于医生的手术习惯，没有固定的原则。经腹入路的优势包括：①可获得最大操作空间，方便肿瘤切除和缝合；②具有明显的解剖学标志，对医生操作技能要求相对较低；③有利于切除位于腹侧、肾下极及侵入肾实质较深的肾肿瘤，而侧卧位经腹入路对于游离显露肾动脉具有明显优势。经腹膜外入路的优势包括：①能够直接进入操作视野，在游离肾动、静脉时操作更简单，操作过程中所受干扰较少；②对腹腔内脏器无干扰损伤，能够避免腹腔感染等问题，术后肠道功能恢复较快；③易于处理肾背侧肿瘤，肿瘤的位置可以通过术前影像学检查和术中观察确定，必要时可借助术中 B 超进行定位。本例术式结合了上述两种入路的优势。

肾部分切除术要求完整切除肿瘤且外科切缘阴性，并最大限度保留正常肾单位，避免近期和远期并发症。完全阻断肾血供有助于避免切除肿瘤时出血过多，保证良好术野，保证切缘阴性，降低手术难度。因此，在术中应仔细观察肾动脉的走行与分支，充分游离后将其阻断。切除肿瘤时，根据切除的深度不同，可以不断调整剪刀的方向，保证肿瘤完整切除且最大限度保留肾实质，切除时若出血较多，应及时寻找异位血管予以阻断。缝合肾创面时，采取连续缝合以及应用倒刺线可以缩短热缺血时间，减少术中出血量[6]。基底缝合时需注意，如有肾盂破损，务必严密缝合肾盂，以防术后出现尿漏。

（李振宇　王　祥　李学松）

第二节　经腹膜后入路肾部分切除术

一、概述

在过去的 20 年中，肾部分切除术（partial nephrectomy，PN）已成为治疗 T_{1a} 期肾细胞癌的标准方法。多项临床大样本随机对照试验表明，PN 与根治性肾切除术（radical nephrectomy，RN）的肿瘤治疗效果相当，且在患者术肾功能保护方面，PN 明显优于RN。此外，对于合并可能影响肾功能的内科疾病（如糖尿病、高血压等）的患者，PN 比

RN 更能降低围术期心血管并发症的发生率和死亡率 [7-9]。随着微创治疗理念的普及和手术技术的发展，腹腔镜肾部分切除术（laparoscopic partial nephrectomy，LPN）已达到与开放手术同等的远期肿瘤控制效果，且创伤更小，已成为 T_1 期肾肿瘤的重要的治疗方式。然而，受限于视野、操作空间、器械灵活度等因素，LPN 仍可能导致热缺血时间延长和严重的并发症。

2004 年，Gettman 等首先报道了他们进行的 13 例机器人辅助肾部分切除术（robot-assisted partial nephrectomy，RAPN），其中 2 例患者采用了经后腹膜腔的手术路径。随后，RAPN 在世界范围内得到快速发展，成为一种被广泛接受的替代开放和腹腔镜肾部分切除术的治疗方法 [10]。RAPN 是在 LPN 的基础上增加了机器人辅助，其高度灵活的机械腕，高清的三维立体视野，使得肿瘤切除更加精准，肾缝合更加可靠，同时缩短了热缺血时间，更好地保护了肾功能，并改善了肿瘤学结果。多项随机对照试验表明，RAPN 与普通腹腔镜肾部分切除术相比，在术中出血、尿漏发生率、手术时间、术后康复等方面结果相似；但在中转开放手术率、热缺血时间、住院时间等方面优势明显。此外，相比于普通腹腔镜手术，RAPN 的学习曲线更短，这也使其可能更容易被泌尿外科医生接受和掌握 [11]。

目前，国内达芬奇手术系统装机数量的增长速度很快，大部分地区都已完成了达芬奇手术系统的装机。然而该系统价格昂贵，限制了其在临床的广泛应用。随着一些新的国产机器人手术系统的出现，与进口设备形成商业竞争，有望降低手术费用，使机器人辅助肾部分切除术得到更加广泛的应用。其中，康多机器人手术系统在人体工程学、机器人系统对接、设备兼容性及使用成本方面具有诸多优势，有望成为肾部分切除术的替代治疗方案 [12-13]。

二、手术适应证和禁忌证

绝对适应证主要包括：①肾良性肿瘤；②孤立肾恶性肿瘤或双侧肾恶性肿瘤；③单侧肾肿瘤伴对侧肾代偿功能不全，需要最大限度保留肾实质者。

相对适应证主要包括：① T_{1a} 期肾肿瘤患者；②凭借机器人手术的优势，手术适应证还在不断探索和扩大，包括 T_{1b} 期肾肿瘤、肾门部肿瘤、完全内生型肾肿瘤等。

禁忌证主要包括：①进展期肾癌，伴有肾静脉或下腔静脉癌栓；②肿瘤有局部浸润或远处转移；③潜在出血倾向患者。

三、术前准备

1. 常规准备　完善血常规、肝肾功能及凝血功能检查，感染性疾病筛查，通气功能和多导联心电图检查等，评估患者心肺功能和凝血功能；术前 1 天行肠道准备，术前 2 小时静脉预防性使用抗生素。

2. 专科准备 行泌尿系统超声、CT，肾静脉及下腔静脉彩色多普勒超声检查（彩超），明确肾肿瘤的位置、大小及侵犯深度（是否侵入肾盂），排除肾静脉和下腔静脉癌栓；行肾动态显像以评估双侧肾功能；行胸部 X 线片、胸部 CT、腹部 B 超、骨显像等了解有无转移性病灶。

四、手术步骤

1. 体位 完全健侧卧位，患侧向上，腰部垫枕，充分延伸肋弓和髂嵴之间的距离，健侧下肢屈曲 90°，患侧下肢伸直，中间垫以软枕。用约束带分别在骨盆和膝关节处固定。

2. 穿刺套管的分布 ①C 点（镜头孔）：腋中线髂嵴上约 2.0 cm；②L 点（机器人操作臂）：腋后线肋缘与髂嵴连线中点处；③R 点（机器人操作臂）：腋前线肋缘与髂嵴连线中点处，尽可能偏腹侧；④A 点（辅助孔）：R 点与 C 点连线中点下 3~4 cm 处。体位及套管布局见图 8-13。

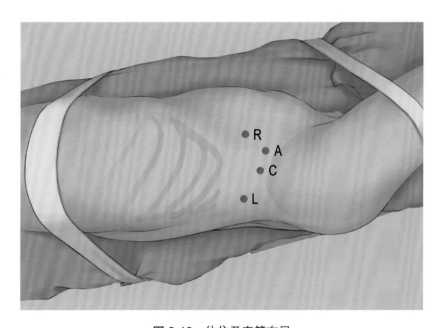

图 8-13 体位及套管布局

3. 机器人系统对接 机器人从患者身体右侧与身体长轴方向垂直进入；将机器人投射的十字光标与镜头孔重合。旋转机械臂使镜头臂与身体纵轴平行。接下来依次对接机器人镜头臂及 2 条操作臂到相应的穿刺套管。之后安装镜头，在直视下安装单极弯剪和双极钳，助手持吸引器站于患者腹侧。

4．制备腹膜后操作空间 清除腹膜后脂肪，将其翻转下垂于髂窝。清理腹膜后脂肪后，仔细辨认腰肌、腹膜反折和肾筋膜等解剖标志（图 8-14）。

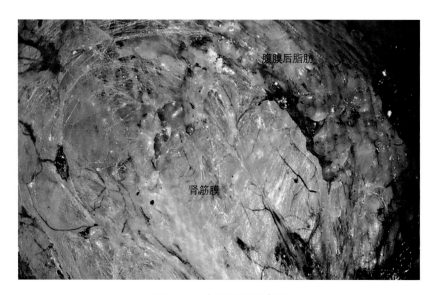

图 8-14 清理腹膜后脂肪

5．显露肾动脉 于肾周脂肪囊外沿腰大肌表面向内分离至肾门，分离肾门脂肪及结缔组织，循肾动脉的搏动打开血管鞘，游离出肾动脉（图 8-15）。

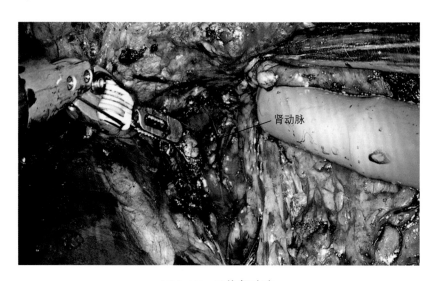

图 8-15 寻找肾动脉

6.**显露肿瘤**　切开肾周脂肪囊，沿肾实质表面钝性锐性相结合游离肾及肿瘤，充分显露肾肿瘤（图 8-16）。

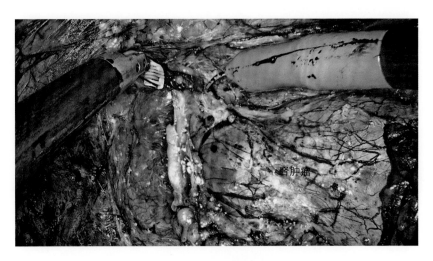

图 8-16　显露肿瘤

7.**阻断肾动脉，切除肿瘤**　用 Bulldog 夹阻断肾动脉（图 8-17），沿瘤体边缘约 0.5 cm切开肾实质，游离肿瘤基底部，完整切除肿瘤。如明确为良性肿瘤，可紧贴瘤体包膜游离，直至完全切除肿瘤（图 8-18）。

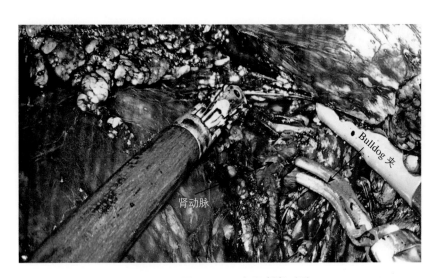

图 8-17　用 Bulldog 夹阻断肾动脉

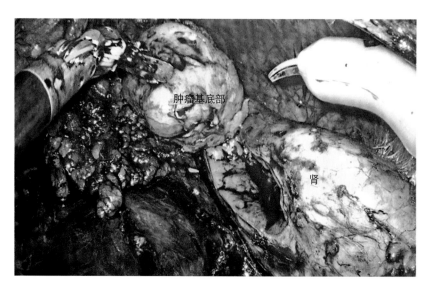

图 8-18   切除肿瘤

8. 缝合肾创面并止血   肿瘤切除后，将操作器械更换为机器人持针器，肾实质缺损处多采用分层缝合，先连续缝合肾髓质（图 8-19），缝合完毕后收紧缝线，最后一针从肾髓质穿出肾包膜，用 Hem-o-lok 夹固定（图 8-20）；第二层连续缝合肾实质全层（图 8-21），关闭创面，最后用 Hem-o-lok 夹固定（图 8-22）。对于表浅的肿瘤也可只缝合一层。对于肾门部较大肿瘤，可能无法对合创缘，可以采用环形缝合法，要点是确切缝合关闭开放的集合系统及血管断端，必要时可使用止血纱布加压缝合在创面上以辅助止血。移除 Bulldog 夹，检查无渗血，再喷洒止血材料（图 8-23）。

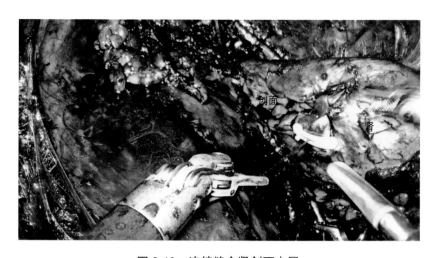

图 8-19   连续缝合肾创面内层

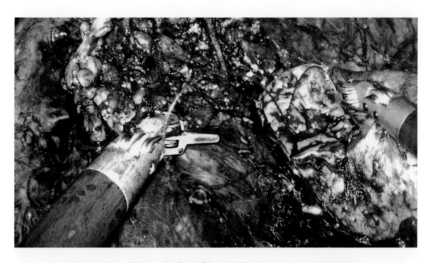

图 8-20 最后一针穿出肾包膜并用 Hem-o-lok 夹固定

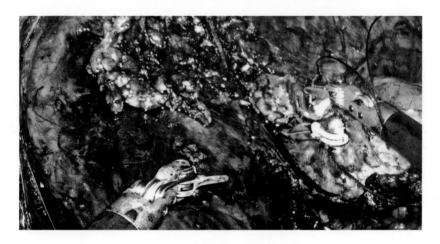

图 8-21 连续缝合肾创面外层

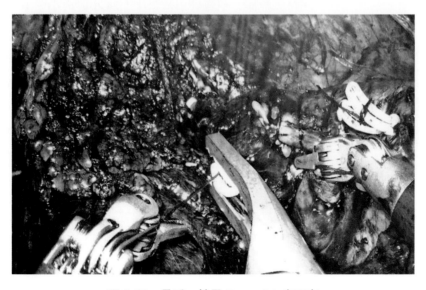

图 8-22 最后一针用 Hem-o-lok 夹固定

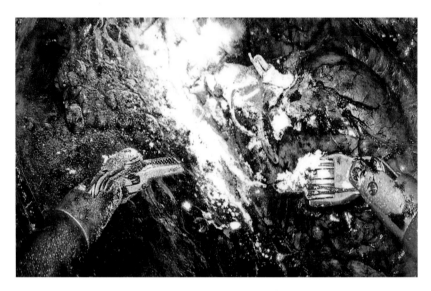

图 8-23　喷洒止血材料

9.取出标本，缝合各切口　用取物袋将切除标本取出，腹膜后留置引流管，撤除机器人器械及机械臂连接，逐层缝合皮肤切口。

五、术后处理

1.予以补液、吸氧，常规预防性使用抗生素。

2.密切监测患者肝肾功能、尿量、引流量和腹部特征，警惕术后出血、尿漏和肾功能衰竭等。

3.如患者术后无发热，伤口无渗血，引流管引流量少（24小时内小于10 ml），肾切口无漏尿，可考虑拔除腹膜后引流管。

4.手术后24~48小时需卧床休息，鼓励患者在床上活动四肢；术后2周内勿剧烈活动。

六、技术现状

（一）RAPN 的适应证

与根治性肾切除术相比，肾部分切除术的长期功能和生存优势已被以前的研究明确证明。其中，肿瘤大小和解剖特征的复杂性是决定能否采用肾部分切除术及其效果的重要因素。成像技术和肾解剖学的发展极大地拓展了 RAPN 的适应证，越来越多技术难度较大的肿瘤如中央型肿瘤或大型病灶（临床分期 $>T_{1b}$ 期）也能借助机器人手术系统得到解决。Volpe 等[14] 报告了 2006—2012 年间接受 RAPN 治疗的 44 名 Padua 评分为 10 分的患者，其中 9.1% 的患者出现 Clavien-Dindo Ⅳ级并发症，切缘阳性率为 4.5%。同样，Abdel 等[15]

也评估了 295 名接受 RAPN 治疗患者的疗效，包括 121 名 Padua 评分为 10 分的肾肿瘤患者，结果显示对于不同复杂程度的肿瘤，各组 RAPN 术后并发症发生率，长期肾功能和生存结果方面相似[16]。总之，RAPN 手术适应证呈不断扩大的趋势。

（二）RAPN 的并发症

与传统的 LPN 手术相似，RAPN 的术后并发症主要包括出血、尿漏、肾功能衰竭和周围脏器损伤等。术中并发症主要是大出血，这也是导致中转开放手术的主要原因。尽量缩短术中热缺血时间，仔细缝合出血点及集合系统，术后保持引流管引流通畅，可以大大减少上述并发症的发生。

（三）康多机器人手术系统

康多机器人手术系统灵活的机械腕及 3D 高清视野使其在肾部分切除术中较传统腹腔镜手术具有明显优势，不仅增加了操作的准确性，缩短了肾热缺血时间，也对肾功能保护更加有利。2020 年 12 月至 2022 年 4 月，北京大学第一医院泌尿外科与北京协和医院泌尿外科联合开展了康多机器人辅助肾部分切除术的临床验证工作，共完成 100 例康多机器人和达芬奇机器人辅助肾部分切除术，所有手术均顺利完成，没有中转为开放手术或传统腹腔镜手术，没有发生严重的术中或术后并发症（Clavien-Dindo 分级 ≥ Ⅲ级）。上述研究证明了康多机器人手术系统在肾部分切除术中的安全性和可行性[17]。与达芬奇 Si 手术系统相比，康多机器人手术系统拥有悬吊式的手术机械臂，3 条机械臂能够同步旋转调整以适配患者的体位，增加了设备对接的方便性。此外，该系统使用开放的医生控制台，更加符合人体工程学，有助于医生在长时间手术时减轻疲劳感。

（杨文杰　薛晓强　徐维锋　纪志刚）

第三节　内悬吊技术在经腹膜后入路肾部分切除术中的应用

一、概述

经腹膜后入路肾部分切除术的优势在于可避免腹腔内其他脏器的干扰，更容易暴露肾肿瘤及血管。然而，在部分病例中，腹膜后过于狭窄的空间可能会影响术者操作，导致手术过程中热缺血时间延长和出血量增加，从而增加了手术的风险和复杂性。为了进一步优化手术方式，北京大学第一医院泌尿外科将改良的内悬吊技术应用于康多机器人辅助经腹膜后入路肾部分切除术。

二、手术适应证与禁忌证

手术适应证主要包括：①肾良性肿瘤或 T_1 期的肾恶性肿瘤，适合行肾部分切除术的患者；②双侧肾肿瘤、解剖性或功能性孤立肾、对侧肾功能不全的肾肿瘤患者可适当放宽适应证。

手术禁忌证主要包括：①有未控制的严重出血或凝血性疾病、心肺功能障碍、糖尿病、免疫系统疾病等；②肿瘤位置欠佳，经影像学评估不宜接受肾部分切除术；③肿瘤可疑侵犯肾窦或肾被膜、局部进展期或存在远处转移等；④妊娠期或哺乳期妇女。

三、术前准备

1. **常规准备**　血常规、尿常规、血生化及凝血功能检查，胸部 X 线片，心电图等。患者术前留置导尿管。

2. **专科准备**　泌尿系统超声、泌尿系统增强 CT。CT 三维可视化可清晰显示肿瘤解剖参数及血供等信息，帮助预测肾部分切除术的手术难度、围术期并发症及术后肾功能等，并可在术中辅助导航，帮助手术医生更好地把握手术过程；此外，RENAL 评分、Pauda 评分、C 指数等解剖评分系统也可用于评估手术难易程度和手术相关并发症。

3. **物品准备**　泌尿外科手术专用器械，全套康多机器人手术系统、吸引器系统以及其他腹腔镜特殊器械，还包括 5 mm、10 mm 和 12 mm 套管，Bulldog 夹，Hem-o-lok 夹，可吸收倒刺缝线，备选物品包括可吸收止血纱布、引流管等材料。

四、手术步骤（视频 8-3）

1. **麻醉、体位及套管分布**　以左侧肾肿瘤为例，患者取 90° 右侧卧位，气管插管静脉 - 吸入复合全身麻醉，常规消毒铺巾。于第 12 肋下方做 3 cm 斜切口，气囊法扩张腹膜后间隙，建立腹膜后腔，经该切口置入 12 mm 镜头套管。分别于腋中线髂嵴上约 2 cm 处与肋缘下方 2 cm 处置入 12 mm 套管。镜头直视下置入 2 个 10 mm 套管。用超声刀清理腹膜后脂肪组织，锐性分离扩大腹膜后间隙，然后引入康多机器人手术系统。

2. **显露肾动脉**　于肾周脂肪囊外沿腰大肌表面向内分离至肾门，分离肾门脂肪及结缔组织，充分显露左肾动脉。游离肾动脉时应贴近根部进行分离，分离出肾动脉后用吸引器挑开肾动脉，观察后方和周围有无肾动脉过早分支。

3. **寻找肾肿瘤**　打开肾周脂肪囊，沿肾表面钝性锐性相结合游离肾周脂肪。根据影像学检查提示探查肾肿瘤的位置，找到肾肿瘤。游离过程中，保留肿瘤表面的肾周脂肪，以便肿瘤切除过程中进行内悬吊（图 8-24）。充分游离肿瘤及周围正常的肾实质，初步确定切除范围及后续缝合范围。

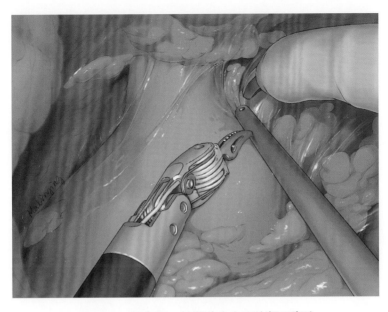

图 8-24 游离肾，保留肿瘤表面的肾周脂肪

4. **阻断肾动脉** 肾动脉充分游离后，用 Bulldog 夹阻断肾动脉，同时开始记录热缺血时间，不阻断肾静脉。若存在多支肾动脉分支，则依次予以阻断。

5. **完整切除肿瘤** 使用机器人剪刀进行锐性分离，辅以钝性分离，以帮助寻找肿瘤边界，并沿肿瘤边界 0.5 cm 完整切除肿瘤（图 8-25）。肿瘤切除后良好的肾创面会呈现"陨石坑"状，内里光滑圆润，基底结构清晰可见（图 8-26）。肿瘤切除完成后，清除肿瘤上方的肾周脂肪（图 8-27）。

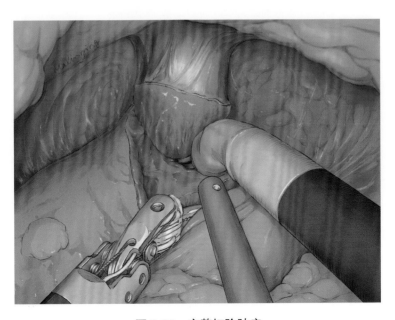

图 8-25 完整切除肿瘤

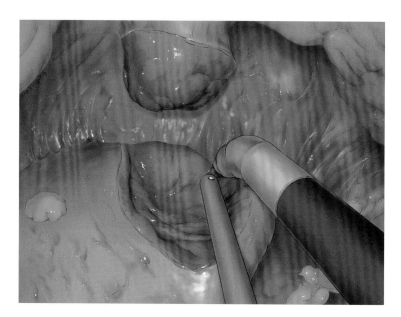

图 8-26　肿瘤切除后肾创面呈现"陨石坑"状

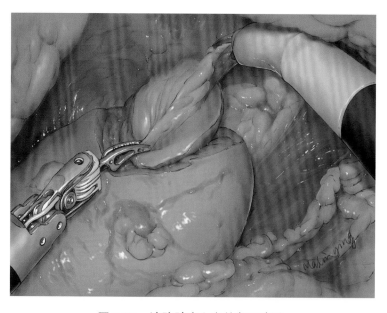

图 8-27　清除肿瘤上方的肾周脂肪

6. **缝合肾创面**　深度较小的创面可用 0 号倒刺线单层连续缝合，线头线尾分别用 Hem-o-lok 夹固定以防脱线。较深的创面可先用 3-0 号倒刺线连续缝合基底出血点，再用 0 号倒刺线连续缝合肾实质（图 8-28 ）。

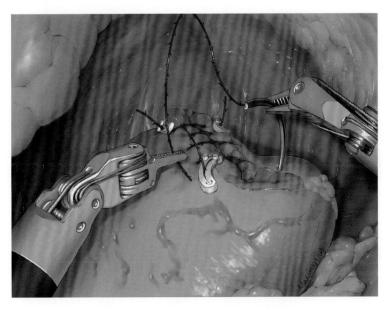

图 8-28　用倒刺线连续缝合肾实质

7. **松开阻断夹、取出标本、结束手术**　整体观察缝合创面满意后，松开阻断夹。观察创面有无渗血，渗血严重时应补针缝合。将肿瘤置入标本袋内，从助手套管取出。降低气腹压力，观察未见出血。由腹侧小切口置入 F20 引流管。缝合各小切口，术毕。将切除标本送病理检查。

五、术后处理

同第 8 章第一节。

六、技术现状

在经腹膜后入路机器人辅助肾部分切除术中，医生面临的一个关键挑战是腹膜后腔空间相对狭小，这可能会给医生切除肿瘤带来困难，并可能延长热缺血时间和手术时间。如何更有效地暴露肿瘤并简化其切除过程是目前的关注热点。腹膜外入路多采用三臂入路的方式，引入第四臂有助于精确牵拉肾肿瘤[18]。然而，引入额外机械臂需要增加手术创伤，并进一步压缩手术空间，同时还会直接导致医疗费用的上升。为了解决这一问题，

Jiang 等[19]创新性地采用了悬吊牵引缝线技术，将肾周脂肪牵引至腰大肌，从而实现更充分的肿瘤暴露和更精确的切除。然而，这一方法在缝合肾周脂肪时仍存在破坏肿瘤包膜的风险。

北京大学第一医院泌尿外科团队在腹膜后入路腹腔镜肾部分切除术中曾采用内悬吊技术治疗腹侧肾肿瘤[20]。在此基础上，团队将其改良后用于康多机器人手术[21]。该技术通过保留肾肿瘤表面的肾周脂肪实现内部牵引，无须额外器械，也无须增加手术创伤，即能充分暴露并切除肿瘤。该技术对背侧和腹侧的肾肿瘤均适用，且能避免游离肠道，降低医源性腹膜腔内器官损伤的风险。需要注意的是，此技术专用于外生性肿瘤。对于腹侧肾门肿瘤，应用该技术会导致肾门游离不充分，并增加寻找血管的难度；对于肥胖或有肾周脂肪粘连的患者，使用内悬吊技术可能导致肿瘤暴露困难等问题，同样会增加手术难度。因此，筛选合适的患者是该技术成功的关键。

（陈思鹭　张　雷　李学松）

参考文献

[1] 中国抗癌协会泌尿男生殖系肿瘤专业委员会微创学组. 中国肾肿瘤腹腔镜及机器人肾部分切除术专家共识[J]. 泌尿外科杂志(电子版), 2021, 13(04):1-5, 9.

[2] Wang J, Fan S, Shen C, et al. Partial nephrectomy through retroperitoneal approach with a new surgical robot system, KD-SR-01[J]. Int J Med Robot, 2022, 18(2):e2352.

[3] Marszalek M, Meixl H, Polajnar M, et al. Laparoscopic and open partial nephrectomy: a matched-pair comparison of 200 patients[J]. Eur Urol, 2009, 55(5):1171-1178.

[4] Dai X, Fan S, Hao H, et al. Comparison of KD-SR-01 robotic partial nephrectomy and 3D-laparoscopic partial nephrectomy from an operative and ergonomic perspective: A prospective randomized controlled study in porcine models[J]. Int J Med Robot, 2021, 17(2): e2187.

[5] 李学松, 樊书菠, 熊盛炜, 等. 国产内窥镜手术机器人系统在肾部分切除术中的初步临床应用[J]. 中华泌尿外科杂志, 2021, 42(05):375-380.

[6] Bertolo R, Campi R, Klatte T, et al. Suture techniques during laparoscopic and robot-assisted partial nephrectomy: a systematic review and quantitative synthesis of peri-operative outcomes[J]. BJU Int, 2019, 123(6):923-946.

[7] Psutka SP, Gulati R, Jewett MAS, et al. A Clinical Decision Aid to Support Personalized Treatment Selection for Patientswith Clinical T1 Renal Masses: Results from a Multi-institutional Competing-risks Analysis[J]. Eur Urol, 2022, 81(6): 576-585.

[8] Gershman B, Thompson RH, Boorjian SA, et al. Radical Versus Partial Nephrectomy for cT1 Renal Cell Carcinoma[J]. Eur Urol, 2018, 74(6):825-832.

[9] Mir MC, Derweesh I, Porpiglia F, et al. Partial Nephrectomy Versus Radical Nephrectomy for Clinical T1b and T2 Renal Tumors: A Systematic Review and Meta-analysis of Comparative Studies[J]. Eur Urol, 2017, 71(4):606-617.

[10] Paparel P, Bessede T, Patard JJ. Is robot-assisted partial nephrectomy already mature for challenging cases[J]? Eur Urol, 2011, 59(3):331-332.

[11] Larcher A, Muttin F, Peyronnet B, et al. The Learning Curve for Robot-assisted Partial Nephrectomy: Impact of Surgical Experience on Perioperative Outcomes[J]. Eur Urol, 2019, 75(2):253-256.

[12] Fan, S, Zhang Z, Wang J, et al., Robot-Assisted Radical Prostatectomy Using the KangDuo Surgical Robot-01 System: A Prospective, Single-Center, Single-Arm Clinical Study[J]. J Urol, 2022, 208(1): 119-127.

[13] Fan S, Zhang Z, Wang J, et al. Robot-assisted pyeloplasty using a new robotic system, the KangDuo-Surgical Robot-01: a prospective, single-centre, single-arm clinical study[J]. BJU Int, 2021, 128(2):162-165.

[14] Volpe A, Garrou D, Amparore D, et al. Perioperative and renal functional outcomes of elective robot-assisted partial nephrectomy (RAPN) for renal tumours with high surgical complexity[J]. BJU Int, 2014, 114(6):903-909.

[15] Abdel RA, Alatawi A, Kim DK, et al. Outcomes of high-complexity renal tumours with a Preoperative Aspects and Dimensions Used for an Anatomical (PADUA) score of ≥ 10 after robot-assisted partial nephrectomy with a median 46.5-month follow-up: a tertiary centre experience[J]. BJU Int, 2016, 118(5):770-778.

[16] Buffi NM, Saita A, Lughezzani G, et al. Robot-assisted Partial Nephrectomy for Complex (PADUA Score ≥ 10) Tumors: Techniques and Results from a Multicenter Experience at Four High-volume Centers[J]. Eur Urol, 2020, 77(1):95-100.

[17] Xu W, Dong J, Xie Y, et al. Robot-assisted partial nephrectomy with a new robotic surgical system: feasibility and perioperative outcomes[J]. J Endourol, 2022, 36(11):1436-1443.

[18] Feliciano J, Stifelman M. Robotic retroperitoneal partial nephrectomy: a four-arm approach[J]. JSLS, 2012, 16:208-211.

[19] Jiang XL, OuYang K, Yang R, et al. The application of internal traction technique in retroperitoneal robot-assisted partial nephrectomy for renal ventral tumors[J]. World J SurgOncol, 2022, 20:213.

[20] Zhong W, Du Y, Zhang L, et al. The application of internal suspension technique in retroperitoneal laparoscopic partial nephrectomy for renal ventral tumors[J]. Biomed Res Int, 2017, 2017:1849649.

[21] Chen S, Fan S, Guan H, et al. The application of internal suspension technique in retroperitoneal robot-assisted laparoscopic partial nephrectomy with a new robotic system KangDuo Surgical Robot-01: Initial experience[J]. Asian J Urol, 2023, 10(4):482-487.

第 9 章

康多机器人肾输尿管切除术

一、概述

尿路上皮癌（urothelial carcinoma，UC）是发达国家第六大常见肿瘤[1]，可以发生在上尿路（肾盂、肾盏和输尿管）和（或）下尿路（膀胱和尿道）。上尿路尿路上皮癌（upper urinary tract urothelial carcinoma，UTUC）并不常见，仅占 UC 的 5%~10%[1]，其中约 17%的 UTUC 会并发膀胱癌[2]。UTUC 可能的病因及危险因素包括：吸烟、职业接触、镇痛药、慢性炎症、感染、化疗药物、遗传、巴尔干肾病、马兜铃酸等。UTUC 患者最常见的临床症状是血尿，可表现为全程无痛性肉眼血尿或镜下血尿。部分患者因肿瘤引起的梗阻导致肾积水而表现为腰痛。然而，UTUC 患者也可能没有任何临床症状而单纯通过体检发现。

计算机体层成像尿路造影（computed tomography urography，CTU）在现有成像技术中具有最高的诊断准确性[3]，因此对怀疑 UTUC 者建议行 CTU 检查。对于有 CTU 检查禁忌者，可选择磁共振尿路造影（magnetic resonance urography，MRU）或逆行肾盂造影（retrograde pyelography, RP）。此外，建议行膀胱镜检查以排除膀胱肿瘤。如果影像学和细胞学检查不足以诊断和（或）对肿瘤进行风险分层，则建议进行诊断性输尿管镜检查和活检[4]。

肾输尿管切除联合膀胱袖口状切除术被认为是治疗 UTUC 的金标准。腹腔镜手术相比于开放手术，是一种安全且微创的治疗选择。然而，腹腔镜手术存在较多技术挑战，通常需要医生具备较高的操作技术，尤其是当肿瘤位于输尿管的远端 1/3 处时，腹腔镜下膀胱袖口状切除的难度将进一步增加。相较于传统的腹腔镜手术，达芬奇手术系统具有更清晰的 3D 视野、更灵活的手术器械，使得术中分离、缝合等操作更为精细、灵活，学习曲线也更短。然而，达芬奇手术系统造价及手术费用昂贵，临床普及难度大，且裸眼 3D 视野限制了医生头颈部的自由活动。康多机器人手术系统具有开放的医生控制台，医生手术时能保持颈部自然姿势并可随时调整，有利于缓解颈部疲劳，且设备造价及手术费用更低。本章将重点介绍康多机器人辅助肾输尿管切除术。

二、手术适应证与禁忌证

　　手术适应证包括高危非转移性 UTUC 患者，其中符合以下任意一条即为高危：①多灶性；②肿瘤大小≥2 cm；③细胞学检查提示高级别；④输尿管镜活检提示高级别；⑤ CTU 显示局部浸润；⑥肾积水；⑦既往因高级别膀胱癌行根治性膀胱切除术；⑧其他病理组织学类型。

　　手术禁忌证包括具有显著增加手术和（或）麻醉风险的疾病，如严重的心脑血管疾病、严重的凝血功能障碍等。

三、术前准备

　　1.常规准备　血常规、尿常规、血生化及凝血功能检查，血型检测，感染性疾病筛查，胸部 CT，心电图等。

　　2.专科准备　CTU（如有禁忌，则行 MRU 或逆行肾盂造影）、尿细胞学检查、膀胱镜检查（可与肾输尿管切除术同期进行）。若 UTUC 诊断仍不明确，建议行诊断性输尿管镜检查和活检。

　　3.患者准备　术区备皮，术前预防性应用抗生素。留置导尿管，推荐选择三腔导尿管，便于术中注水观察膀胱有无渗漏以及术后膀胱灌注治疗。

　　4.物品准备　泌尿外科腹腔镜手术专用器械 1 套、全套康多机器人手术系统、12 mm 和 10 mm 套管、3-0 倒刺线（5/8 弧）、Hem-o-lok 夹和（或）腔镜切割闭合器（Endo-GIA）以及纱布、引流管等材料。

四、手术步骤

　　1.麻醉、体位及套管分布　以左侧跨髂血管处输尿管肿瘤为例，患者取 60°~70° 健侧卧位，略微头低脚高（15°），使腹腔内容物向内侧和头侧位移，以更好地暴露术区。仔细填充所有压力点，最大限度降低压力所引起的神经肌肉损伤风险。气管插管静脉-吸入复合全身麻醉，常规消毒铺巾。于脐水平左侧腹直肌外缘以气腹针法建立气腹，穿刺置入 12 mm 套管，置入镜头（2 臂，C 点），直视下于镜头孔外侧 8 cm 穿刺置入 10 mm 套管（1 臂，L1 点），于脐上 5 cm 穿刺置入 12 mm 套管（辅助孔，A1 点），于脐下 8 cm 偏左侧 2 cm 穿刺置入 10 mm 套管（3 臂，R1 点），镜头孔向上 8~10 cm 穿刺置入 10 mm 套管（辅助孔，A2 点），对接康多机器人手术系统。体位及套管布局见图 9-1。

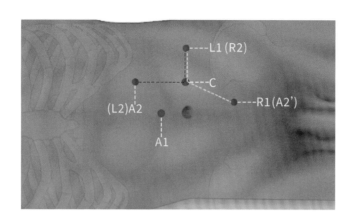

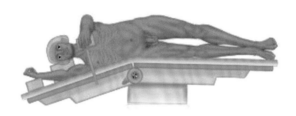

图 9-1　体位及套管布局

2.**游离并结扎输尿管**　切开结肠旁沟，充分游离结肠以暴露腹膜后间隙；助手通过左手辅助孔用平头抓钳配合机器人操作臂将肠管推向内侧及头侧，以更好地暴露术野，右手辅助孔使用吸引器，以辅助暴露及必要时抽吸，在髂血管以下游离患侧输尿管并在肿瘤远端使用 Hem-o-lok 夹夹闭输尿管以减少肿瘤沿输尿管播散，游离过程中应避免挤压肿瘤。如为肾盂肿瘤，游离任意一段输尿管并结扎即可。

3.**向下游离输尿管并行膀胱袖口状切除术**　助手向头侧牵拉已游离的输尿管，术者沿输尿管逐渐向远端游离至输尿管膀胱入口处，尽量切除输尿管周围组织；向上牵拉输尿管，通过切开膀胱裂隙处逼尿肌来解剖壁内段输尿管，直至看到膀胱尿路上皮黏膜隆起，直视下完整切除输尿管口周围膀胱壁全层（即膀胱袖口状切除，图 9-2）。注意勿伤及对侧输尿管口。

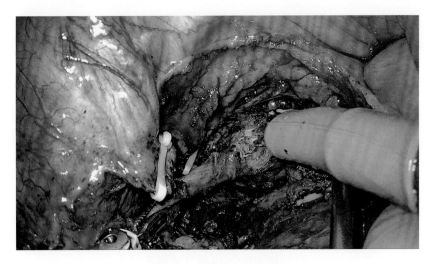

图 9-2　膀胱袖口状切除

4. 缝合膀胱切口　术者右手或双手均更换成持针器，助手用腹腔镜下持针器将 3-0 倒刺线（5/8 弧）递送至术野，然后使用平头抓钳向内侧牵拉切开的盆底腹膜，以辅助暴露术野，术者左手夹持膀胱切口处膀胱黏膜，右手持针分 2 层缝合膀胱切口（图 9-3）。缝合完成后，可通过向导尿管注入生理盐水以观察有无渗漏。

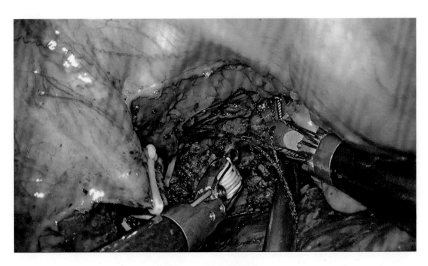

图 9-3　缝合膀胱切口

5. 切除患侧肾，完全游离标本　撤出手术器械，打开 Trocar 固定夹，使机械臂系统与患者脱离。将辅助孔 A2 调换成 1 臂孔（L2），原 1 臂孔（L1）转换为 3 臂孔（R2），镜头孔（C 点）位置不变，重新对接康多机器人手术系统。辅助孔 A1 不变，将原 3 臂孔（R1）调换成辅助孔 A2'。沿 Toldt's 线和降结肠外侧缘之间切开后腹膜，上至脾外上缘，下方延续至先前切开的结肠旁沟处。助手通过辅助孔利用平头抓钳和吸引器配合机器人操作臂将肠管推向内侧，以更好地暴露术野。游离结肠时应警惕后方的胰尾，游离脾时应注意外侧膈肌。在结肠融合筋膜和肾筋膜前层之间的少血管间隙平面以钝性锐性相结合进行分离，将结肠推向内侧。使降结肠、胰腺和脾依靠重力作用移向内侧，显露左肾。

提起输尿管，沿内侧向深处分离，即可找到腰大肌平面，沿腰大肌平面并向周围扩展，向近端靠近肾的下极游离。向前游离输尿管和肾下极后方的组织，以进一步暴露腰肌的前表面。应注意保持在腰大肌筋膜上方，以尽量减少术后大腿麻木。助手使用平头抓钳辅助术者将肾向外牵拉，保持肾门处一定的张力，使内侧淋巴管和血管等组织处于伸展状态，可同时辅助牵开结肠，使其和胰腺向内回缩。定位左肾静脉，在左肾静脉后方解剖左肾动脉，需注意腰静脉和附属静脉，可根据需要分离和结扎腰静脉和附属静脉的分支以便暴露左肾动脉。

处理左肾动脉时尽量解放出术者左右手，助手可用吸引器辅助钝性分离，分束游离切断动脉表面的淋巴管，打开肾动脉鞘，将左肾动脉完全游离（图 9-4）。用 Hem-o-lok 夹夹闭左肾动脉（近心端至少留置 2 个 Hem-o-lok 夹），距离近端保留侧 Hem-o-lok 夹 2 mm 以上剪断肾动脉，或使用 Endo-GIA 切割闭合器离断血管。再将右肾静脉游离后结扎切断。术前需仔细阅片，提前留意肾门血管变异情况。

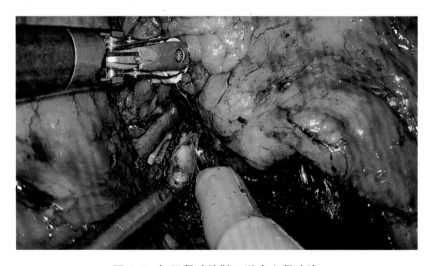

图 9-4　打开肾动脉鞘，游离左肾动脉

肾门血管离断后，沿腹主动脉外侧向后向上游离肾上极及肾上腺内侧，在肾上腺外侧缘游离肾上极，保留肾上腺。肾周围脂肪组织中有肾上腺滋养血管，可通过左手双极电凝后剪断或用 Hem-o-lok 夹夹闭后剪断，注意避免膈肌损伤。抬起肾或将肾拨向内侧，在肾筋膜外游离肾背侧直至脾外下方，使肾及输尿管全长标本完整游离。

6. **淋巴结清扫**　行腹主动脉旁淋巴结清扫，上至肾门平面，下至髂血管分叉处。用 Hem-o-lok 夹或钛夹夹闭淋巴管，以降低术后淋巴瘘的风险。如肿瘤位于盆段输尿管，则在首次对接康多机器人手术系统完成膀胱袖口状切除及缝合膀胱切口后行同侧盆腔淋巴结清扫，范围包括髂总、髂外、髂内及闭孔淋巴结。

五、术后处理

术后留置引流管（肾窝和 / 或盆腔膀胱吻合口旁）和导尿管，常规使用抗生素预防感染。可根据以下几方面指导患者术后恢复和随访。

1. 术后保持尿管引流通畅，不做持续膀胱冲洗，如出现血块堵塞尿管，及时手动冲洗膀胱、冲出血块，恢复尿管通畅性。

2. 术后监测引流管的通畅性和引流液性状，及时发现活动性出血、尿漏、淋巴瘘等情况，必要时行引流液肌酐检测。如出现漏尿，需确保导尿管通畅并延长导尿管和引流管的保留时间。

3. 如无漏尿及淋巴瘘，24 小时引流量少于 100 ml 时可拔除引流管。

4. 如无特殊情况，于术后 1~2 周拔除导尿管。

5. 术后单次膀胱灌注化学治疗可减少术后 1 年内膀胱肿瘤复发风险，可于术后 1~2 周（大多于导尿管拔除前）进行，应警惕药液外渗风险，必要时于膀胱灌注前行膀胱造影检查。

6. 在术后肾功能允许的前提下，可考虑对分期在 T_2 期及以上的患者实施以铂类为基础的辅助化疗。

7. 对于术后病理提示为低危肿瘤的患者，应在术后 3 个月进行膀胱镜检查，如无复发，则在 9 个月后进行后续膀胱镜复查，此后每年进行一次，持续 5 年[4]。

8. 对于高危患者，应在术后 3 个月进行膀胱镜检查和尿细胞学检查，如无复发，则每 3 个月进行一次膀胱镜检查和尿细胞学检查，持续 2 年，之后每 6 个月进行一次，直到 5 年，此后每年进行一次；此外，术后每 6 个月复查一次 CTU 和胸部 CT，持续 2 年，此后每年进行一次[4]。

六、技术现状

近年来，腹腔镜和机器人辅助肾输尿管切除术已成为 UTUC 手术治疗首选的微创术式[4]。越来越多的证据表明，腹腔镜肾输尿管切除术（laparoscopic nephroureterectomy，LNU）与开放手术相比具有相似的肿瘤学结果[5-6]。LNU 的难点在于手术的技术挑战，包括需要同时在腹部和盆腔进行手术，某些情况下可能需要对患者重新摆位。许多技术已被报道用于远端输尿管和膀胱袖口状切除，包括膀胱外或经膀胱开放技术、纯腹腔镜技术以及腹腔镜与内窥镜联合技术。腹腔镜技术包括应用切割闭合器完成远端输尿管切除或膀胱袖口状切除术并进行同期膀胱修复术。应用切割闭合器与次优的肿瘤学结果相关[7]，而腹腔镜膀胱袖口状切除并同期膀胱修复术对手术技术要求高，需要医生具备高水平的腹腔镜操作技能，且成功率不一。腹腔镜与内窥镜联合技术的肿瘤学结果好坏参半[8-9]。关于淋巴结清扫，与开放手术相比，LNU 可以提供同等效果[10]。

机器人辅助肾输尿管切除术（robot-assisted nephroureterectomy，RANU）与 LNU 非常相似，但机器人手腕的额外自由度和关节使得远端输尿管游离和膀胱闭合的缝合在技术上的挑战更小。此外，机器人影像系统可提供 10 倍放大的三维视觉，并且腕式器械的关节更有利于在大血管附近操作。RANU 的早期经验需要重新对接机器人和（或）重新对患者进行摆位[11]。随着手术技术的成熟，达芬奇机器人辅助肾输尿管切除术已能做到在单一体位一次对接下完成[12-13]。上述报道均为经腹入路下完成。Sparwasser 等[14]首次报道了完全经腹膜后入路达芬奇机器人辅助肾输尿管切除及膀胱袖口状切除术，5 例患者均成功完成手术，术中需行二次对接，平均手术时长为 189.2 min，手术切缘均为阴性，没有患者出现 Clavien-Dindo 分级 ≥ Ⅲ a 的术后并发症。笔者认为，腹膜后入路可能更适合既往有腹部手术史的患者，以避开腹腔内粘连，并有利于快速控制肾动脉，减少对腹腔脏器尤其是肠管的影响。目前对康多机器人辅助肾输尿管切除术的初步探索显示，完成肾输尿管切除虽能做到让患者保持单一体位，但由于手术范围跨度较大，仍需要于术中二次对接机器人手术系统。

目前，各国均在开发新的机器人设备[15-16]，我国苏州康多机器人有限公司已研制出康多机器人手术系统，并已开展多项临床注册研究。2021 年，Fan 等[17]报道了应用该手术系统进行的首次临床试验，是一项前瞻性、单中心、单臂临床研究，用于评估康多机器人辅助肾盂成形术治疗肾盂输尿管连接部梗阻患者的安全性和可行性。研究共纳入 16 例患者，所有患者手术均成功完成，无须中转为开放手术或标准腹腔镜手术，中位手术时间为 151 min，手术在一次对接下完成，对接时间为 7 (3~11) min，估计失血量为 8 (5~50) ml，中位术后住院时间为 4 天。在中位 4 个月的随访中，没有出现 Clavien-Dindo 分级 ≥ Ⅲ 级的主要并发症。2022 年，Fan 等[18]又报道了康多机器人手术系统在根治性前列腺切除术中的应用。一位术者完成全部 16 例手术，所有手术均成功完成，无须中转为其他术式。中位对接时间、控制台时间和尿道膀胱吻合术时间分别为 5.9 min、87 min 和 14.4 min。中位估计出血量为 50 ml，中位术后住院时间为 5 天。4 例（25%）出现手术切缘阳性。尿管拔除后 1 个月的控尿率为 87.5%（14/16）。没有出现严重的术中或术后并发症（Clavien-Dindo 分级 ≥ Ⅲ 级）。术者报告的医生控制台操作舒适度很高（NASA-TLX 量表评分为

22.7 ± 3.2 ）。

笔者认为，康多机器人手术系统有如下优点：第一，开放式医生控制台允许外科医生的颈部保持直立，以缓解颈部疲劳，与达芬奇手术系统相比，该功能可能更具有人体工程学优势，并且开放式控制台有助于外科医生和助手之间的沟通和互动；第二，3 条机械臂可以同步旋转，以调整到患者的位置；第三，力传感器技术和交叉激光器的设计有助于对接和脱离对接。第四，该手术系统成本较低，并且与传统腹腔镜系统兼容。

康多机器人手术系统的缺点包括：首先，缺乏触觉反馈系统和单孔技术。触觉反馈系统允许精确的力控制，有助于减少组织损伤；单孔技术已被证明具有良好的美容效果和短期临床效果。此外，当外科医生手的移动超过运动范围时，机器人手臂有时会停止运动，然后需要调整机器人手臂以继续手术。其次，康多机器人手术系统的离合器需要外科医生用脚控制，习惯了达芬奇手术系统手动离合器的外科医生需要更多的训练才能重新适应。目前康多机器人手术系统为三臂系统，术中通常需要助手同时使用 2 个辅助孔，且内窥镜的旋转由助手控制，这也对助手提出了更高的要求。尽管存在上述缺点，但该手术系统可以为微创机器人辅助手术提供一项新的选择。基于 5G 技术的远程手术可能是未来具有广阔前景的发展方向。

（王 萱 刘 明）

参考文献

[1] Siegel RL, Miller KD, Fuchs HE, et al. Cancer Statistics, 2021[J]. CA Cancer J Clin, 2021, 71(1):7-33.

[2] Cosentino M, Palou J, Gaya JM, et al. Upper urinary tract urothelial cell carcinoma: location as a predictive factor for concomitant bladder carcinoma[J]. World J Urol, 2013, 31(1):141-145.

[3] Cowan NC, Turney BW, Taylor NJ, et al. Multidetector computed tomography urography for diagnosing upper urinary tract urothelial tumour[J]. BJU Int, 2007, 99(6):1363-1370.

[4] Rouprêt M, Babjuk M, Burger M, et al. European Association of Urology Guidelines on Upper Urinary Tract Urothelial Carcinoma: 2020 Update[J]. Eur Urol, 2021, 79(1):62-79.

[5] Ni S, Tao W, Chen Q, et al. Laparoscopic versus open nephroureterectomy for the treatment of upper urinary tract urothelial carcinoma: a systematic review and cumulative analysis of comparative studies[J]. Eur Urol, 2012, 61(6):1142-1153.

[6] Favaretto RL, Shariat SF, Chade DC, et al. Comparison between laparoscopic and open radical nephroureterectomy in a contemporary group of patients: are recurrence and disease-specific survival associated with surgical technique? [J]. Eur Urol, 2010, 58(5):645-651.

[7] Matin SF, Gill IS. Recurrence and survival following laparoscopic radical nephroureterectomy with various forms of bladder cuff control[J]. J Urol, 2005, 173(2):395-400.

[8] Li CC, Chang TH, Wu WJ, et al. Significant predictive factors for prognosis of primary upper urinary tract cancer after radical nephroureterectomy in Taiwanese patients[J]. Eur Urol, 2008, 54(5):1127-1135.

[9] Xylinas E, Rink M, Cha EK, et al. Impact of distal ureter management on oncologic outcomes following radical nephroureterectomy for upper tract urothelial carcinoma[J]. Eur Urol, 2014, 65(1):210-217.

[10] Rao SR, Correa JJ, Sexton WJ, et al. Prospective clinical trial of the feasibility and safety of modified

retroperitoneal lymph node dissection at time of nephroureterectomy for upper tract urothelial carcinoma[J]. BJU Int, 2012, 110(11):E475-780.

[11] Hu JC, Silletti JP, Williams SB. Initial experience with robot-assisted minimally-invasive nephroureterectomy[J]. J Endourol, 2008, 22(4): 699-704.

[12] Lee Z, Cadillo-Chavez R, Lee DI, et al. The technique of single stage pure robotic nephroureterectomy[J]. J Endourol, 2013, 27(2):189-195.

[13] Hemal AK, Stansel I, Babbar P, et al. Robotic-assisted nephroureterectomy and bladder cuff excision without intraoperative repositioning[J]. Urology, 2011, 78(2):357-364.

[14] Sparwasser P, Epple S, Thomas A, et al. First completely robot-assisted retroperitoneal nephroureterectomy with bladder cuff: a step-by-step technique[J]. World J Urol, 2022, 40(4):1019-1026.

[15] Kastelan Z, Hudolin T, Kulis T, et al. Extraperitoneal radical prostatectomy with the senhance robotic platform: first 40 cases[J]. Eur Urol, 2020, 78(6):932-934.

[16] Chang KD, Abdel Raheem A, Choi YD, et al. Retziussparing robot-assisted radical prostatectomy using the Revo-i robotic surgical system: surgical technique and results of the first human trial[J]. BJU Int 2018, 122: 441–448.

[17] Fan S, Dai X, Yang K, et al. Robot-assisted pyeloplasty using a new robotic system, the KangDuo-Surgical Robot-01: a prospective, single-centre, single-arm clinical study[J]. BJU Int. 2021, 128(2):162-165.

[18] Fan S, Zhang Z, Wang J, et al. Robot-Assisted Radical Prostatectomy Using the KangDuo Surgical Robot-01 System: A Prospective, Single-Center, Single-Arm Clinical Study[J]. J Urol. 2022, 208(1):119-127.

第10章

康多机器人肾盂成形术

第一节 IUPU 后离断肾盂成形术

一、概述

肾盂输尿管连接部梗阻（ureteropelvic junction obstruction，UPJO）指尿液从肾流入近端输尿管的过程中出现梗阻，是肾积水最常见的病因。UPJO 会造成肾盂内压力增高，进而导致肾功能损害。UPJO 的发病率男性高于女性，左侧高于右侧，其致病原因与机制目前尚不完全明确，可分为腔内和腔外因素。腔内因素包括输尿管内瘢痕、输尿管发育不良，腔外因素包括异位血管压迫、医源性输尿管瘢痕、纤维上皮息肉等。

UPJO 的治疗以手术为主，治疗目的主要为解除梗阻、缓解症状并保护肾功能。离断式肾盂成形术是治疗 UPJO 的标准术式。近年来，腹腔镜或机器人辅助腹腔镜手术以其微创的优势成为主要治疗选择，成功率大于 90%。其中，腔镜手术的入路主要包括经腹入路和经腹膜外入路。两种入路各有优缺点，笔者推荐经腹入路，优势在于操作空间大，利于游离显露与裁剪缝合。

UPJO 患者术前需经过个体化评估，以了解积水的严重程度、是否存在高位附着、是否存在异位血管、梗阻的长度、梗阻的位置、是否存在肾旋转不良等。为了帮助读者快速熟悉机器人肾盂成形术，笔者将关键操作步骤与手术细节进行了程序化、标准化设计，并改良形成 IUPU（北京大学泌尿外科研究所；Institute of Urology, Peking University）后离断肾盂成形术，本节将对此技术进行叙述。

二、手术适应证与禁忌证

手术适应证主要包括：①反复出现梗阻相关的腰痛，疼痛症状影响正常生活；②总肾功能受损或单侧肾功能进行性下降；③反复出现梗阻相关的结石或感染；④内镜治疗后再次梗阻或治疗失败；⑤存在异位血管压迫造成梗阻；⑥马蹄肾合并 UPJO。

手术禁忌证主要包括：①存在心、肺、肝、肾等器官基础疾病失代偿，严重出血倾向疾病等麻醉或手术禁忌证；②控制不佳的泌尿系统感染；③肾内型肾盂。

三、术前准备

1. **常规准备**　血常规、尿常规、血生化及凝血功能检查，胸部 X 线片，心电图等。

2. **专科准备**　包括泌尿系统超声、泌尿系统增强 CT、泌尿系统 MRI（磁共振成像），有条件者完善影像三维重建以辅助手术决策。完善利尿肾动态显像以评价肾功能，肾功能减退者行肾造瘘术以保护肾功能。完善尿培养检查，明确有无尿路感染，如存在尿路感染需先行抗感染治疗。术前留置导尿管。

3. **肠道准备**　术前 1 日给予无渣流质饮食，口服泻药清理肠道。

4. **皮肤准备**　常规术区备皮。

5. **物品准备**　泌尿外科手术专用器械 1 套、全套康多机器人手术系统、吸引器系统及其他腹腔镜特殊器械，还包括 12 mm 和 10 mm 套管、双 J 管及超滑导丝、5-0 单乔或薇乔线、3-0 或 4-0 倒刺线、带有刻度的输尿管导管，备选物品包括腔镜纱布、引流管等材料。

四、手术步骤（视频 10-1）

1. **麻醉、体位及套管分布**　以右侧手术为例，患者取 60° 左侧卧位，气管插管静脉-吸入复合全身麻醉，常规消毒铺巾。右锁骨中线肋缘下做 0.5 cm 小切口，切开腹壁各层，置入气腹针，注气压力至 14 mmHg，脐上 3 cm 右侧腹直肌旁做 1 cm 小切口，穿刺 12 mm 套管，引入机器人 3D 腹腔镜，监视下分别于右侧锁骨中线肋缘下、麦氏点置入 2 个 10 mm 套管。脐上 5 cm 正中置入 1 个 12 mm 套管作为助手孔，根据需要可于脐下 1 cm 处另置入 5 mm 助手套管。当患侧为左侧时，套管针的位置应对称地移到左侧，但可以改变套管针的大小以适应外科医生的惯用手。机器人旋转方向后，对接康多机器人机械臂。左手置入马里兰双极钳，右手置入单极电剪刀。

2. **分离并显露输尿管及肾盂**　沿结肠旁沟外侧 Toldt's 线打开侧腹膜。左侧充分游离降结肠融合筋膜和 Gerota 筋膜前层之间的无血管间隙，使肠管翻向内下，离断脾结肠韧带，充分显露左肾中下部前表面。右侧离断肝结肠韧带，将肝部上挑，在结肠融合筋膜和 Gerota 筋膜前层之间的平面分离，将升结肠和十二指肠降部内翻向下，显露下腔静脉、右肾中下部前表面。切开 Gerota 筋膜层，左侧以性腺静脉为标记、右侧以下腔静脉为标记，分别在其外侧游离找到输尿管，沿输尿管走行向上分离肾盂，钝性锐性相结合去除肾盂表面纤维结缔组织，游离出足够的肾盂以备后续重建（图 10-1）。

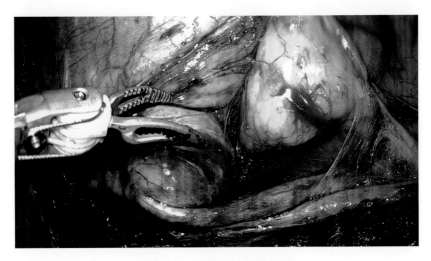

图 10-1　显露肾盂及输尿管

　　3. **裁剪肾盂及输尿管**　自肾盂底部斜行剪开肾盂，并向下纵行剖开输尿管，跨过肾盂输尿管连接部，保持肾盂输尿管连接部部分连接（图 10-2、图 10-3）。向上提拉输尿管，检查吻合张力（图 10-4）。用 5-0 单乔线于输尿管纵行剖开最低点与肾盂下角之间缝合第一针（图 10-5）。完全离断剩余部分的肾盂输尿管连接部，裁剪冗余的肾盂组织。继续连续吻合肾盂和输尿管后壁（图 10-6），在超滑导丝引导下置入 1 根双 J 管（图 10-7），剪除冗余组织（图 10-8），同法连续吻合肾盂和输尿管前壁（图 10-9）。用倒刺线关闭肾筋膜。

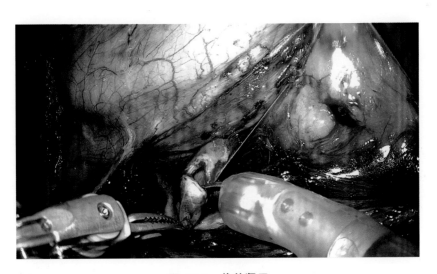

图 10-2　裁剪肾盂

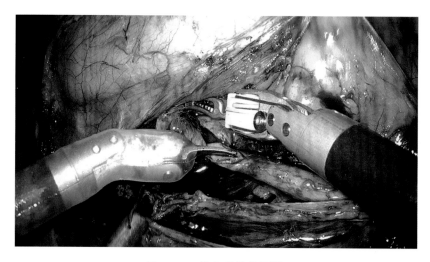

图 10-3　纵行裁剪输尿管

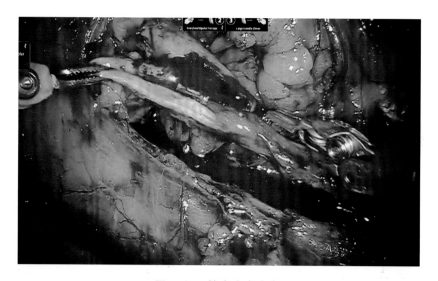

图 10-4　检查吻合张力

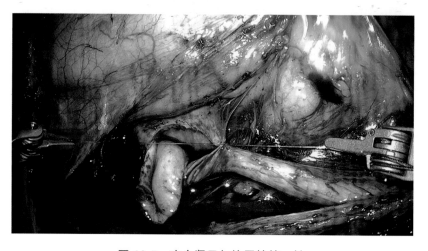

图 10-5　吻合肾盂与输尿管第一针

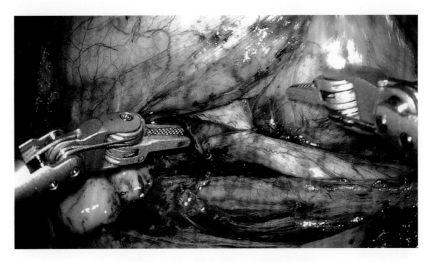

图 10-6　完成肾盂和输尿管后壁吻合

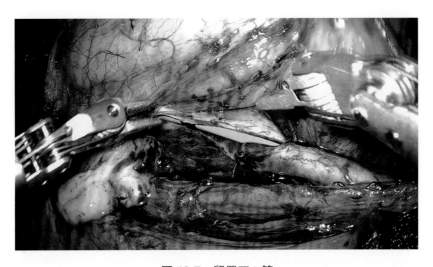

图 10-7　留置双 J 管

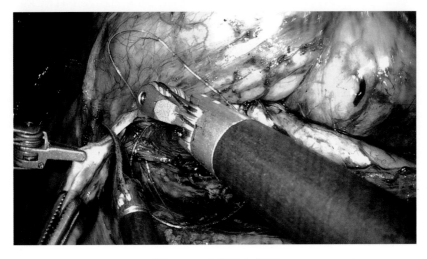

图 10-8　剪除冗余组织

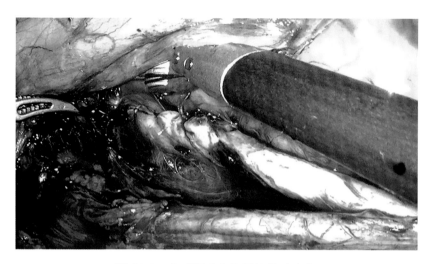

图 10-9　完成肾盂和输尿管前壁吻合

4. 结束手术　于吻合口附近放置 F20 引流管 1 根，从侧腹壁引出固定引流管，清点器械及敷料无误后，直视下退出各个腹壁套管和腹腔镜，移开机器人手术系统。逐一关闭切口，以无菌敷料包扎，术毕。

五、术后处理

术后患者留置 3~4 种管路，包括双 J 管、导尿管、肾造瘘管（术前已行造瘘者应继续保留，未造瘘者无须留置）和吻合口周围引流管。可根据以下几方面指导患者术后恢复及随访安排。

1. 若无特殊情况，导尿管可保留 1 周。

2. 若术后每日引流量小于 50 ml，可拔除引流管；如果引流较多且减少趋势不明显，则检查引流液肌酐值，或可及早发现尿漏。

3. 术后第 1 天常规行 KUB（肾、输尿管及膀胱平片）检查，以确定双 J 管位置合适。

4. 术后 1 周若无异常情况，可将肾造瘘管从间断夹闭逐渐过渡至完全夹闭。

5. 术后 1~2 个月，按期拔除双 J 管。

6. 术后 6 个月完善泌尿系统超声、泌尿系统增强 CT、利尿肾动态显像，评估恢复情况；之后可每 6~12 个月复查泌尿系统超声，观察有无肾积水、尿路结石等情况。

六、技术现状

UPJO 是最常见的引起肾积水的先天性畸形，治疗以解除梗阻、缓解症状、改善积水、保护肾功能为主。1949 年，Anderson 和 Hynes[1] 提出了离断式肾盂成形术，切除病变的肾盂输尿管连接部、裁剪扩张的肾盂壁组织并重建漏斗状肾盂，成为 UPJO 治疗的金标准。Anderson-Hynes 离断式肾盂成形术的临床应用最广泛，但不适用于肾盂输尿管连接部长段狭窄、近端输尿管多段狭窄及 UPJO 合并肾内型肾盂等的治疗。随着微创技术的进步，2002 年，Gettman 等[2] 报道了机器人辅助腹腔镜肾盂成形术（robot-assisted laparoscopic pyeloplasty，RALP），目前国内外已广泛开展该术式。临床上应用的达芬奇手术系统具有灵活、精细、稳定的优势，影像系统可将手术视野放大 10~15 倍且有 3D 效果，十分适合对精细操作要求较高的手术，如肾盂成形术等上尿路修复手术，可以提高手术效率与成功率[3]。因此，RALP 在临床上的应用越来越得到重视。然而，达芬奇机器人昂贵的设备费用限制了它的广泛推广。目前完成的国产康多机器人经腹腔入路肾盂成形术表现出的效果与达芬奇机器人相当[4]。国产机器人系统具有诸多优势，开放的医生控制台有助于减轻术者颈部僵硬和疲劳感；悬吊式的机械臂系统使得 3 条机械臂能够同步旋转调整以适配患者的体位，减少体位改变时不必要的设备移动；力传感器技术和激光定位系统可便于设备移动、对接和分离；更重要的是，国产机器人手术系统成本较低，未来有利于在更大范围内推广应用。目前国产机器人经腹膜后肾盂成形术的经验尚缺乏。

（李新飞　左　炜　李学松）

第二节　肾盂成形联合膀胱软镜取石术

一、概述

肾盂输尿管连接部梗阻（UPJO）是肾积水最常见的病因，其中约 20% 合并同侧肾结石[5]。UPJO 合并肾结石的治疗方法包括开放手术、经皮肾镜取石联合肾盂内切开术[6]、腹腔镜[7-8] 或机器人辅助腹腔镜[9] 肾盂成形联合膀胱硬镜、软镜取石术。经皮肾镜取石联合肾盂内切开术曾作为推荐治疗方式[10]，但其成功率较低、适应证也相对受限。近年来随着微创泌尿外科的快速发展，腹腔镜或机器人辅助腹腔镜肾盂成形联合膀胱硬镜、软镜取石术已成为常用的治疗方式。笔者团队采用 60° 斜侧卧位机器人辅助腹腔镜肾盂成形联合膀胱软镜取石术，可实现在一次手术中同时解除梗阻并完成取石。

二、手术适应证与禁忌证

手术适应证主要包括：①影像学诊断明确的 UPJO 患者，合并肾结石；②伴有上尿路梗阻相关的临床症状（腰痛、继发感染、结石等）、肾积水难以控制或出现肾功能损伤；

③不宜行输尿管镜下内切开、输尿管镜下球囊扩张等腔镜治疗或腔内治疗方法失败；④置入双 J 管后效果不佳或因并发症难以长期维持。

手术禁忌证主要包括：①存在心、肺、肝、肾等器官基础疾病失代偿，严重出血倾向疾病等麻醉或手术禁忌证；②控制不佳的泌尿系统感染；③膀胱功能障碍或膀胱出口梗阻；④妊娠期妇女。

三、术前准备

1. **常规准备**　血常规、尿常规、血生化及凝血功能检查，胸部 X 线片，心电图等。

2. **专科准备**　包括泌尿系统超声、泌尿系统增强 CT、泌尿系统 MRI，有条件者完善影像三维重建以辅助手术决策。完善利尿肾动态显像以评价肾功能，肾功能减退者行肾造瘘术以保护肾功能。完善尿培养检查，明确有无尿路感染，如存在尿路感染需先行抗感染治疗。术前留置导尿管。

3. **肠道准备**　术前 1 日给予无渣流质饮食，口服泻药清理肠道。

4. **皮肤准备**　常规术区备皮。

5. **物品准备**　泌尿外科手术专用器械 1 套、全套康多机器人手术系统、吸引器系统及其他腹腔镜特殊器械，还包括 12 mm 和 10 mm 套管、双 J 管及超滑导丝、5-0 单乔或薇乔线、3-0 或 4-0 倒刺线、带有刻度的输尿管导管，备选物品包括腔镜纱布、引流管等材料。

四、手术步骤（视频 10-2）

1. **麻醉、体位及套管分布**　以右侧手术为例，患者取 60° 左侧卧位，气管插管静脉 - 吸入复合全身麻醉，常规消毒铺巾。右锁骨中线肋缘下做 0.5 cm 小切口，切开腹壁各层，置入气腹针，注气压力至 14 mmHg，脐上 3 cm 右侧腹直肌旁做 1 cm 小切口，穿刺 12 mm 套管，引入机器人 3D 腹腔镜，监视下分别于右侧锁骨中线肋缘下、麦氏点置入 2 个 10 mm 套管。脐上 5 cm 正中置入 1 个 12 mm 套管作为助手孔，根据需要可于脐下 1 cm 处另置入 5 mm 助手套管。当患侧为左侧时，套管针的位置应对称地移到左侧，但可以改变套管针的大小以适应外科医生的惯用手。机器人旋转方向后，对接康多机器人机械臂。左手置入马里兰双极钳，右手置入单极电剪刀。

2. **分离并显露输尿管及肾盂**　在肾下极水平游离结肠，从结肠旁沟向上游离，将结肠翻至内侧。在肾下极水平显露输尿管及肾盂。可见肾盂输尿管连接部狭窄，游离狭窄段（图 10-10）。

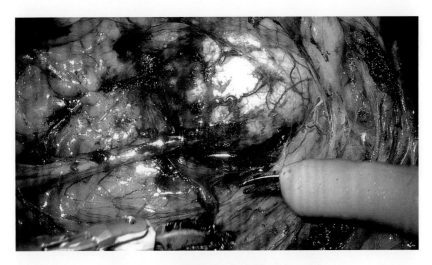

图 10-10　显露狭窄的肾盂输尿管连接部

3. **软镜取石**　剪开肾盂约 1 cm 小孔（图 10-11），从助手套管引入膀胱软镜，于软镜下采用取石网篮取石，检查各肾盏未见残石。肾盏内可见白色絮状物，予以冲洗（图 10-12）。

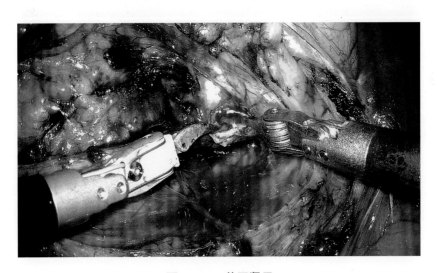

图 10-11　剪开肾盂

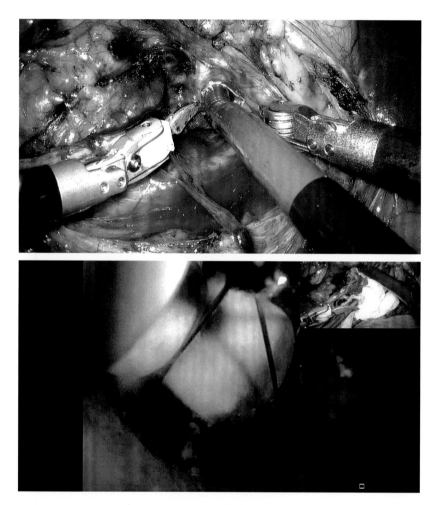

图 10-12　软镜取石

4.后离断式肾盂成形术　沿取石用切口裁剪肾盂，并向下纵行剖开输尿管，跨过肾盂输尿管连接部，保持肾盂输尿管连接部部分连接（图 10-13）。用 5-0 单乔线于输尿管纵行剖开最低点与肾盂下角之间缝合第一针（图 10-14）。完全离断剩余部分的肾盂输尿管连接部，裁剪肾盂形成斜行切缘（图 10-15）。继续连续吻合肾盂和输尿管后壁（图 10-16），在超滑导丝引导下置入 1 根双 J 管（图 10-17），同法连续吻合肾盂和输尿管前壁（图 10-18）。用倒刺线关闭后腹膜（图 10-19）。

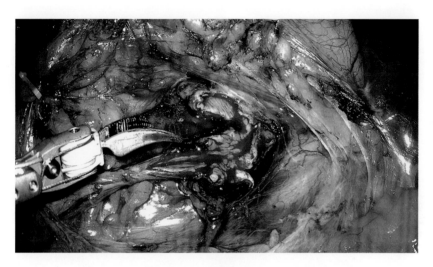

图 10-13　剪开肾盂输尿管连接部，保持部分连接

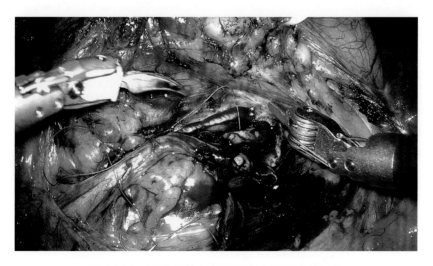

图 10-14　于输尿管与肾盂下角之间缝合第一针

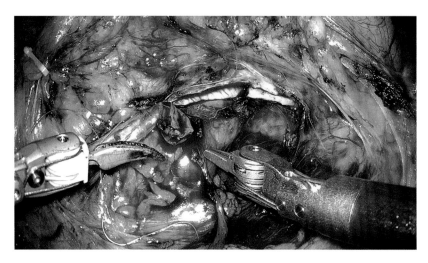

图 10-15　完全离断剩余部分的肾盂输尿管连接部

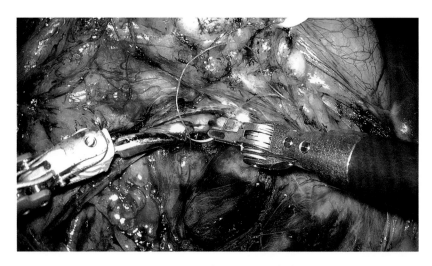

图 10-16　吻合肾盂和输尿管后壁

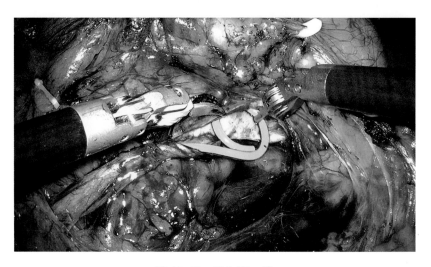

图 10-17　置入双 J 管

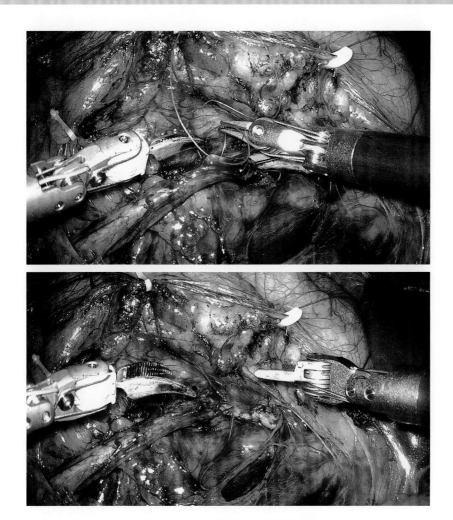

图 10-18 吻合肾盂和输尿管前壁

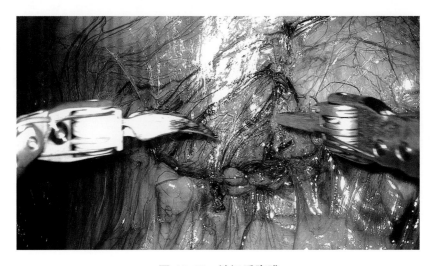

图 10-19 关闭后腹膜

5. **结束手术**　于吻合口附近放置 F20 引流管 1 根，从侧腹壁引出固定引流管，清点器械及敷料无误后，直视下退出各个腹壁套管和腹腔镜，移开机器人手术系统。逐一关闭切口，以无菌敷料包扎，术毕。

五、术后处理

术后患者留置 3~4 种管路，包括双 J 管、导尿管、肾造瘘管（术前已行造瘘者应继续保留，未造瘘者无须留置）和吻合口周围引流管。可根据以下几方面指导患者术后恢复及随访安排。

1. 若无特殊情况，导尿管可保留 1 周。

2. 若术后每日引流量小于 50 ml，可拔除引流管；如果引流量较多且减少趋势不明显，则检查引流液肌酐值，或可及早发现尿漏。

3. 术后第 1 天常规行 KUB 检查，以确定双 J 管位置合适。

4. 术后 1 周若无异常情况，可将肾造瘘管从间断夹闭逐渐过渡至完全夹闭。

5. 术后 1~2 个月，按期拔除双 J 管后，可经肾造瘘行尿路造影、上尿路影像尿动力学检查（Whitaker test），观察尿路通畅性及功能是否正常，根据结果可拔除肾造瘘管。

6. 术后 6 个月完善泌尿系统超声、泌尿系统增强 CT、利尿肾动态显像，评估恢复情况；之后可每 6~12 个月复查泌尿系统超声，观察有无肾积水、尿路结石等情况。

六、技术现状

肾盂成形联合膀胱软镜取石的手术难度相对较大。机器人辅助腹腔镜手术在提供视野深度、裁剪、缝合等精细操作具有明显的优势，可以减轻手术难度、减少围术期并发症，适用于处理 UPJO 合并肾结石等复杂肾积水。

过去认为，开放肾盂成形术联合肾盂切开术是 UPJO 合并肾结石的标准治疗方式，其成功率高达 90%[11]。然而，开放手术切口较大、术后疼痛剧烈、术后恢复慢、美观效果差。随着技术的发展，越来越多的微创技术逐步替代开放术式。经皮肾镜取石联合肾盂内切开术是最早使用的微创技术之一，但其成功率低于 56%~88%，适应证也相对受限[12-14]。异位血管、狭窄长度、肾积水程度以及手术时尿液外渗等因素可能会降低肾盂内切开术的成功率[15]。

自 2002 年 Gettman 等[16] 报道首例机器人辅助腹腔镜肾盂成形术以来，机器人手术成为治疗 UPJO 的常用手术方式。既往研究表明，腹腔镜或机器人辅助腹腔镜肾盂成形术同期取石安全、可行[7-9]。Srivastava 等[17] 研究发现，腹腔镜肾盂成形联合膀胱镜或输尿管镜肾盂切开取石的净石率可达 75%，在平均 34 个月的随访期间手术成功率为 100%。Jensen 等[18] 研究发现，机器人辅助腹腔镜肾盂成形联合膀胱软镜取石的 1 个月、3 个月和 6 个月的净石率分别为 94%、83% 和 72%，是一种安全、有效的治疗方式。

本术式采用 IUPU 后离断式肾盂成形术，相较于传统的离断式肾盂成形术，IUPU 后离断式肾盂成形术在裁剪时不离断连接部，先缝合肾盂和输尿管的最低点，再进行离断，过程中不钳夹关键吻合区域，通过术式的改良有效避免输尿管扭转、降低缝合张力与难度，保证手术的成功率。联合膀胱软镜取石技术可减少机器人辅助腹腔镜肾盂成形联合肾盂切开取石的手术时间 [8]，手术疗效好，是一种治疗 UPJO 合并肾结石经济、实用的方法。

（陈思鹭　李新飞　李学松）

第三节　肾盂成形术中异位血管的处理

一、概述

肾盂输尿管连接部梗阻（UPJO）是各种原因引起的肾盂输尿管连接部狭窄，尿液引流不畅导致患者出现各种症状、体征以及肾功能改变 [19]。UPJO 的常见原因包括三大类，即肾盂输尿管连接部平滑肌发育不良所导致的狭窄或蠕动功能障碍；起始部扭曲或瓣膜改变；异位血管压迫或外部压迫 [20]。外因压迫中以异位血管最常见，多为来自肾动脉或腹主动脉供应肾下极的迷走血管或副血管，发生率 ≤ 40%，前置血管多于后置血管 [20]。开放式离断式肾盂成形术是治疗肾盂输尿管连接部狭窄的标准术式。随着手术技术及器械的不断发展，腹腔镜或机器人辅助腹腔镜肾盂成形术成为治疗肾盂输尿管连接部梗阻的另一主要方式 [21]。

对于存在异位血管压迫的 UPJO 患者，可根据异位血管是动脉还是静脉以及血管管径进行转位、悬吊、离断，进而完成肾盂成形术。由于手术操作空间狭小且较深、器官较多、解剖相对复杂，手术机器人系统具有 3D 视野立体感强、操作灵活精细、缝合简易、学习曲线短等优势。本节重点介绍康多机器人辅助腹腔镜肾盂成形术中异位血管的处理。

二、手术适应证与禁忌证

手术适应证主要包括：①有症状的肾积水（反复泌尿系统感染、发热、腰痛、血尿等）；②利尿肾动态显像提示梗阻存在且半排时间（$t_{1/2}$）> 20 min；③肾积水进行性增大（增大超过 10 mm）；④肾功能进行性下降（下降超过 10%）。

手术禁忌证主要包括：①存在心、肺、肝、肾等器官基础疾病失代偿，严重出血倾向疾病等麻醉或手术禁忌证；②控制不佳的泌尿系统感染；③膀胱功能障碍或膀胱出口梗阻；④妊娠期妇女。

三、术前准备

1. **常规准备**　血常规、尿常规、血生化及凝血功能检查，胸部 X 线片，心电图等。

2. **专科准备**　包括泌尿系统超声、泌尿系统增强 CT（图 10-20）、泌尿系统 MRI，有条件者完善影像三维重建以辅助手术决策（图 10-21）。完善利尿肾动态显像以评价肾功能，肾功能减退者行肾造瘘术以保护肾功能。完善尿培养检查，明确有无尿路感染，如存在尿路感染需先行抗感染治疗。术前留置导尿管。

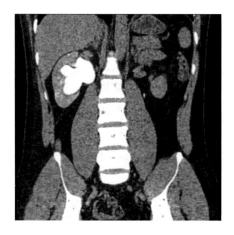

图 10-20　术前 CT 检查

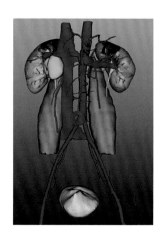

图 10-21　CT 三维重建图

3. **肠道准备**　术前 1 日给予无渣流质饮食，口服泻药清理肠道。

4. **皮肤准备**　常规术区备皮。

5. **物品准备**　泌尿外科手术专用器械 1 套、全套康多机器人手术系统、吸引器系统及其他腹腔镜特殊器械，还包括 12 mm、10 mm 和 5 mm 套管，双 J 管及超滑导丝，4-0 及 5-0 可吸收缝线，3-0 及 4-0 倒刺线，Hem-o-lok 夹，引流管，备选物品包括腔镜纱布等。

四、手术步骤（视频 10-3）

1. **麻醉、体位及套管分布**　以左侧输尿管上段狭窄手术为例，患者取 60° 右侧卧位，气管插管全身麻醉，常规消毒铺巾。膀胱内留置三腔导尿管 1 根，水囊注水 15 ml。于右侧腹直肌旁肋缘下 2 cm 用气腹针穿刺建立气腹，并于脐上腹直肌外缘穿刺 12 mm 套管，引入机器人 3D 腹腔镜。直视下分别于气腹针置入处、麦氏点置入 2 个 10 mm 套管，脐上

3 cm 和脐下 3 cm 正中线旁分别置入 12 mm 及 5 mm 助手套管，然后对接康多机器人手术系统。以镜头与术区中心连线，经过各套管点做该连线的平行线，保证各平行线之间距离相对足够，避免术中助手套管与持械臂套管相互干扰。

2. **分离显露输尿管上段及异位血管** 于结肠旁沟切开腹膜，将结肠牵向内侧，可见肾盂输尿管连接部明显狭窄及异位血管压迫（图 10-22）。

3. **切除狭窄段输尿管** 将输尿管近端背外侧劈开 1.0~2.0 cm，探查近端输尿管（图 10-23），若管腔狭窄、黏膜苍白、管壁僵硬，可适当裁剪后离断病变输尿管（图 10-24）。

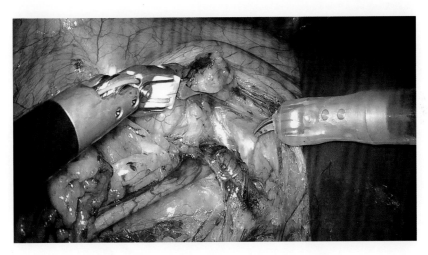

图 10-22 分离显露输尿管上段及异位血管

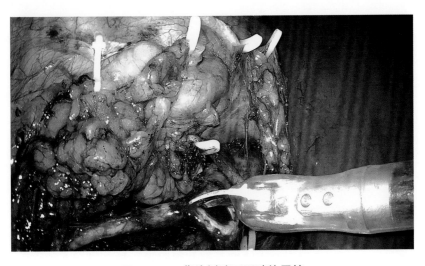

图 10-23 背外侧劈开近端输尿管

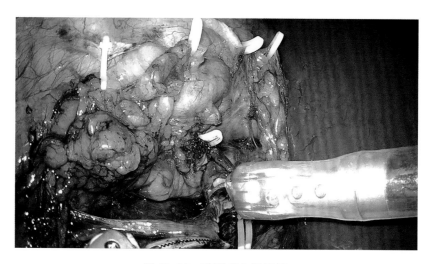

图 10-24　离断病变输尿管

4. 在异位血管腹侧进行肾盂成形吻合　将前置的异位血管放至离断后的输尿管背侧。在异位血管腹侧呈 "V" 字形裁剪肾盂 2~4 cm，狭窄梗阻部位以下纵行劈开输尿管约 2 cm，缝合肾盂瓣下极与输尿管劈开最低点（图 10-25）。

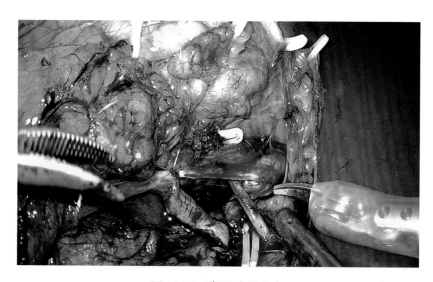

图 10-25　肾盂成形吻合

5. 结束手术　于吻合口附近放置 F20 引流管 1 根，从侧腹壁引出固定引流管，清点器械及敷料无误后，直视下退出各个腹壁套管和腹腔镜，移开机器人手术系统。关闭切口，以无菌敷料包扎，术毕。

五、术后处理

术后患者留置 3~4 种管路，包括导尿管、引流管、双 J 管和肾造瘘管（术前已行造瘘者应继续保留，未造瘘者无须留置）。可根据以下几方面指导患者术后恢复及随访安排。

1. 若无特殊情况，导尿管可保留 1 周。

2. 术后 3~4 天，若每日引流量小于 50 ml，可拔除引流管；如果引流量持续较多，则查引流液肌酐值或腹部 B 超，可及早发现尿漏。

3. 术后第 1 天常规行 KUB 检查，以确定双 J 管位置合适。术后 2 个月复查输尿管镜，视吻合口愈合情况选择拔管或换管。

4. 术后 2 周若无异常情况，可将肾造瘘管从间断夹闭逐渐过渡至完全夹闭。

5. 术后 1~2 个月拔除双 J 管后，可经肾造瘘行尿路造影、上尿路影像尿动力学检查（Whitaker test），观察尿路通畅性及功能是否正常，根据结果拔除肾造瘘管。

6. 术后 6 个月复查泌尿系统超声、泌尿系统增强 CT、利尿肾动态显像；之后可每6~12 个月复查泌尿系统 B 超，观察有无肾积水、尿路结石等情况。

六、技术现状

因手术操作空间狭小且较深，解剖结构相对复杂，机器人手术系统可以提供立体的3D 视野，使操作灵活精细，病变裁剪更加精确，缝合更加简易，以降低术后尿漏、吻合口狭窄等并发症的发生率。

输尿管狭窄的部位与长度对输尿管重建术式的选择至关重要。El-Nahas 等 [22] 认为术前 CT 对手术计划具有指导作用，对于存在直径 2 mm 以上异位血管压迫的肾盂积水患者，需要进行肾盂成形术，并对异位血管进行处理。临床上，对异位血管的处理通常有如下几个方案：①离断血管，解除压迫，常用于异位静脉或直径较小的动脉；②转位或悬吊法保留血管，将输尿管离断再吻合。若异位血管直径较大，离断会影响肾的血液回流，对肾功能有一定影响，术中首选保留异位血管，以有效保护肾功能 [23]。

本节以左侧 UPJO 合并异位血管为例，介绍了肾盂成形术中异位血管的处理方法，将异位血管压迫的输尿管离断后在异位血管腹侧进行肾盂成形，要求无张力、不漏水、细线吻合、不夹持关键吻合区域、保护血供，这样不仅可以增加手术成功率，也可减少术后发生吻合口并发症的风险。

（左　炜　李新飞　李学松）

第四节　马蹄肾肾盂成形术

一、马蹄肾改良后离断式"V"型肾盂瓣肾盂成形术

（一）概述

马蹄肾（horseshoe kidney）是最常见的先天性肾融合畸形，发生率约为0.2%，多见于男性[24]。90%以上的马蹄肾为肾下极融合，即双肾下极跨过中线互相连接，共同形成马蹄肾峡部。马蹄肾患者输尿管常从峡部前方越过，而数量较多的肾血管分支常延伸至峡部和肾下极，可压迫输尿管，造成尿液引流不畅。患者一般无明显症状，当合并肾盂输尿管连接部梗阻（UPJO）、泌尿系统感染或泌尿系统结石时，可出现相应的症状[25]（图10-26）。

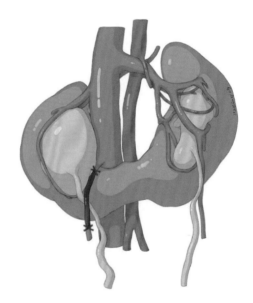

图 10-26　马蹄肾合并双侧 UPJO，"X"示异位血管压迫

15%~33%的马蹄肾患者合并UPJO，常见原因包括异位血管、输尿管高位插入、马蹄肾峡部压迫、输尿管先天性狭窄等[26]。马蹄肾合并UPJO是手术的适应证。随着微创技术的不断进展，腹腔镜肾盂成形术逐渐成为治疗马蹄肾合并UPJO的标准术式。2006年，Chammas等[27]首次报道了3例机器人辅助腹腔镜肾盂成形术治疗马蹄肾合并UPJO的病例。相较于传统的腹腔镜肾盂成形术，机器人辅助手术具有缝合更精细、操作更灵活、手术时间短、术中出血少、学习曲线短等优势[28]。

由于达芬奇手术系统费用昂贵，临床普及难度较大。相比于达芬奇手术系统，康多机器人手术系统具有开放式医生控制台，术者术中可以保持颈部自然姿势并间断调整，明显

减轻术者颈部的僵硬感；且该医生控制台有上下两块显示屏幕，可同时显示术中实时影像和术中实时超声影像、术前 CT 或 MRI 及动态三维重建等影像资料，便于术中精准导航定位[29-30]。下面重点介绍改良后离断式"V"型肾盂瓣肾盂成形术。与传统离断式肾盂成形术相比，本改良式在制作"V"型肾盂瓣后先行在输尿管切口下端与肾盂瓣尖端缝合一针重建，再进行前壁离断，切除狭窄段输尿管及多余肾盂，最后完成吻合重建，从而减少吻合时对输尿管和肾盂瓣黏膜的钳夹，且能保持吻合口的正确定位，防止吻合口扭转。同时适度裁剪扩张的肾盂，比传统的马蹄肾积水 Foley Y-V 成形术更加适用于大体积肾积水患者，临床上适用范围更广泛。

（二）手术适应证与禁忌证

手术适应证主要包括：①影像学诊断明确的马蹄肾患者，合并肾盂输尿管连接部梗阻，利尿肾动态显像提示输尿管梗阻存在且 $t_{1/2} > 20\ \text{min}$；②伴有上尿路梗阻相关的临床症状（腰痛、继发感染、结石等）、肾积水难以控制或出现肾功能损伤；③不宜行输尿管镜下内切开、输尿管镜下球囊扩张等腔内治疗或采用腔内治疗方法失败；④置入双 J 管后效果不佳或因并发症难以长期维持。

手术禁忌证主要包括：①肾内型肾盂者；②存在心、肺、肝、肾等器官基础疾病失代偿，严重出血倾向疾病等麻醉或手术禁忌证；③控制不佳的泌尿系统感染；④肾积水导致严重肾功能损害者，需先行输尿管支架置入或肾造瘘术，待肾功能好转后再行修复手术。

（三）术前准备

1. 常规准备 血常规、尿常规、血生化及凝血功能检查，感染性疾病筛查，胸部 X 线片，心电图等。

2. 专科准备 包括泌尿系统超声、泌尿系统增强 CT、泌尿系统 MRI，有条件者完善影像三维重建以辅助手术决策（图 10-27）。完善利尿肾动态显像以评价分肾功能，肾功能减退者行肾造瘘术以保护肾功能。完善尿培养检查，明确有无尿路感染，如存在尿路感染需先行抗感染治疗。

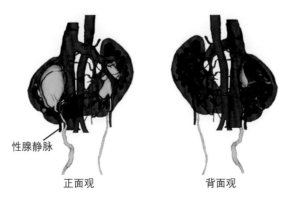

性腺静脉

正面观　　　　背面观

图 10-27 术前 CT 三维重建模型

3. 术前准备　留置导尿管，常规术区备皮，预防性应用抗生素。

4. 物品准备　泌尿外科手术专用器械 1 套、全套康多机器人手术系统、吸引器系统及其他腹腔镜特殊器械，还包括 12 mm 和 10 mm 套管、双 J 管及超滑导丝、5-0 和 4-0 可吸收缝线以及纱布、引流管等材料。

（四）手术步骤（视频 10-4）

1. 麻醉、体位及套管分布　患者取 60° 左侧卧位，气管插管静脉 - 吸入复合全身麻醉，常规消毒铺巾。右侧腹直肌旁肋缘下 2 cm（R 点）气腹针穿刺建立气腹，维持腹内压力 14 mmHg，并于脐下右侧腹直肌外缘（C 点）穿刺 12 mm 套管，引入机器人 3D 腹腔镜，直视下分别于气腹针置入处、麦氏点（L 点）置入 2 个 10 mm 套管，脐上 3 cm（A1 点）和脐下 3 cm（A2 点）正中线旁分别置入 12 mm 及 5 mm 助手套管（图 10-28）。对接康多机器人手术系统。

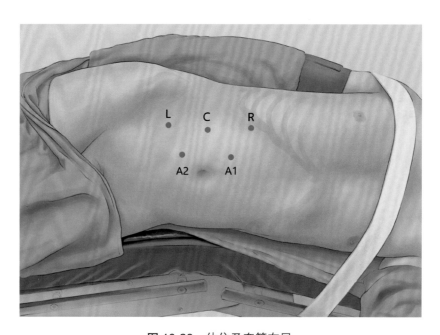

图 10-28　体位及套管布局

2. 显露输尿管及肾盂　助手用平头抓钳配合机器人操作臂将肠管推向头侧，于右输尿管跨髂血管处找到输尿管，于此处打开腹膜。沿输尿管走行向上分离结肠，于十二指肠右侧寻找到输尿管跨马蹄肾处，可见右侧性腺静脉压迫上段输尿管，肾盂输尿管连接处明显狭窄。结扎离断性腺静脉，完全显露肾盂及输尿管狭窄段（图 10-30）。游离显露过程中注意保护肾盂输尿管血供。若为异位血管压迫引起的肾积水，异位静脉可直接离断，异位动脉可进行转位，尽可能长地游离血管，在肾盂吻合完成后将异位动脉鞘缝合至吻合口上方的肾盂壁，将血管牵拉到吻合口上部。

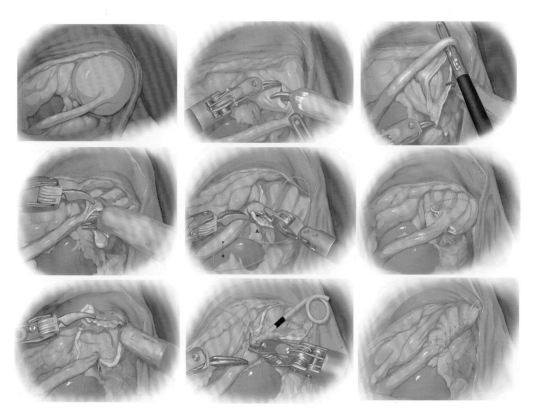

图 10-29　手术步骤模式图

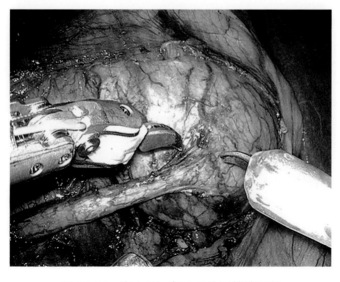

图 10-30　完全显露肾盂及输尿管狭窄段

3. **制备肾盂瓣**　挑起输尿管，切开输尿管下方的肾盂形成"V"型瓣，纵向劈开输尿管后壁，劈开的输尿管切口与肾盂瓣长度相近。术中根据输尿管狭窄长度裁剪合适长度的肾盂瓣，可借助带刻度的输尿管支架管精确测量狭窄长度，尽可能实现吻合口无张力（图10-31、图10-32）。

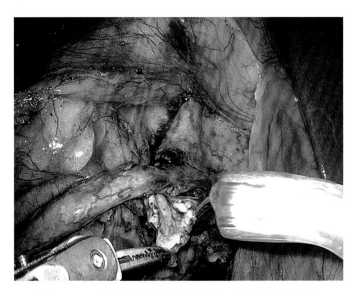

图 10-31　切开输尿管下方的肾盂，剪裁制备肾盂瓣

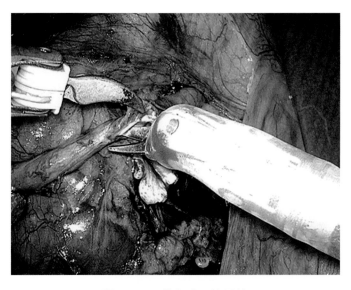

图 10-32　纵向劈开输尿管

4. **吻合肾盂瓣、重建肾盂** 在输尿管切口下端与肾盂瓣尖端缝合一针（图 10-33），随后，离断切除部分输尿管狭窄段并裁剪切除扩张肾盂（图 10-34），该技术可以减少吻合时对输尿管和肾盂瓣黏膜的钳夹，且能保持吻合口的正确定位，防止吻合口扭转。用 5-0

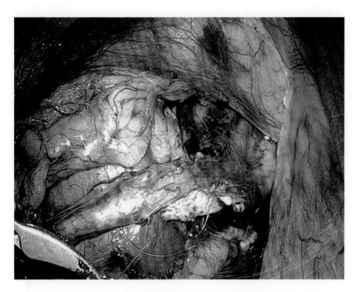

图 10-33 缝合输尿管切口下端与肾盂瓣尖端

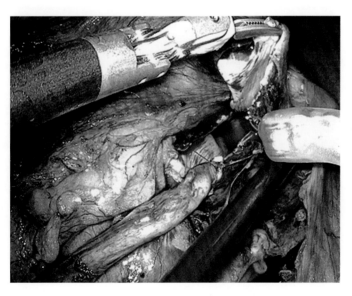

图 10-34 离断切除部分输尿管狭窄段，裁剪切除扩张肾盂

可吸收线连续缝合输尿管及肾盂瓣一侧，置入双 J 管（图 10-35），连续缝合输尿管及肾盂瓣另一侧，最后应用 4-0 可吸收线连续缝合关闭肾盂裂口，完成改良后离断式"V"型肾盂瓣肾盂成形术（图 10-36）。

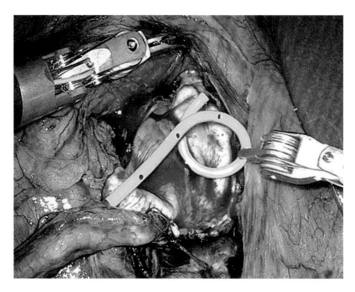

图 10-35　连续缝合输尿管及肾盂瓣一侧，置入双 J 管

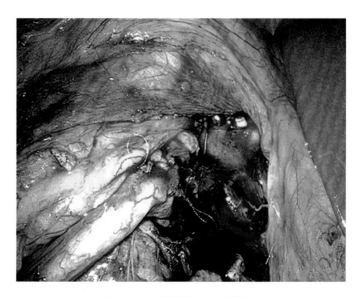

图 10-36　连续缝合重建肾盂

5. 缝合腹膜，结束手术　使用 3-0 可吸收倒刺线缝合腹膜。于吻合口附近放置 F20 引流管，从侧腹壁引出并固定引流管，清点器械及敷料无误后，直视下退出各个腹壁套管和腹腔镜，移开机器人手术系统。逐一关闭切口，以无菌敷料包扎，术毕。

（五）术后处理

术后患者留置 3~4 种管路，包括双 J 管、导尿管、肾造瘘管（术前已行造瘘者应继续保留，未造瘘者无须留置）和吻合口周围引流管。可根据以下几方面指导患者术后恢复及随访安排。

1. 若无特殊情况，导尿管可保留 1~2 周。

2. 若术后连续 3 天每日引流量小于 50 ml，可考虑拔除吻合口周围引流管；若引流量较多且颜色清亮偏黄，则检查引流液肌酐值，或可及早发现尿漏。

3. 出院前常规行 KUB 检查，以确定双 J 管位置合适。术后 2 个月复查输尿管镜，视吻合口愈合情况选择拔管或换管。

4. 术后 2 周若无异常情况，可将肾造瘘管从间断夹闭逐渐过渡至完全夹闭。

5. 术后 1~2 个月，按期拔除双 J 管后，可经肾造瘘行尿路造影或上尿路影像尿动力学检查（Whitaker test）、CTU 或上尿路磁共振（MR）动态增强扫描，观察重建上尿路的通畅性及功能是否正常。

6. 每 6~12 个月复查泌尿系统超声，观察有无肾积水、尿路结石等情况。

（六）技术现状

马蹄肾的解剖结构复杂，手术难度较大。机器人辅助腹腔镜手术在提供视野深度以及裁剪、缝合等精细操作方面具有明显的优势，可以减轻手术难度、减少围术期并发症的发生，适用于处理马蹄肾合并 UPJO 继发的复杂肾积水。

过去常认为马蹄肾峡部是导致 UPJO 的病因之一，马蹄肾合并 UPJO 行肾盂成形术时，通常同时行峡部离断术。目前，研究表明峡部离断对肾盂成形术的成功率并无影响，而且有出血或危及肾功能的风险，故已不再推荐。

Anderson-Hynes 离断式肾盂成形术是治疗 UPJO 的经典术式，但对于输尿管狭窄段较长、肾盂扩张积水较大、充分游离患肾及输尿管后吻合有张力的患者，其手术效果欠佳[31-32]。对于这些患者可采用肾盂瓣成形术，用肾盂瓣替代狭窄的输尿管，减少吻合口张力。肾盂瓣输尿管吻合可有效扩大狭窄段输尿管管腔，有效防止输尿管再狭窄的情况发生，且肾盂瓣扩大成形的上段输尿管形成一圆锥状，无成角畸形，可实现正常的肾盂输尿管排尿功能。传统的肾盂瓣肾盂成形术可分为 Culp-Deweerd 螺旋瓣和 Scardino-Prince 垂直瓣成形术等，均为非离断术式，其保留了病变的肾盂输尿管连接部，若狭窄段较长，可通过游离肾与输尿管以及增加肾盂瓣的长度来达到良好的无张力或低张力吻合[33]。

　　与传统肾盂瓣成形术相比，此改良离断式在制作"V"型肾盂瓣后先行在输尿管切口下端与肾盂瓣尖端缝合一针重建，再进行前壁离断，切除狭窄段输尿管及多余肾盂，最后完成吻合重建，这样可以减少吻合时对输尿管和肾盂瓣黏膜的钳夹，且能保持吻合口的正确定位，防止吻合口扭转[34-35]。若肾盂扩张不明显，则裁剪肾盂瓣难度及风险较大，故不建议采用该改良术式。此改良术式尤其适用于无法保留狭窄段的输尿管闭锁病例，术中需注意保留肾盂及肾盂瓣的血供，避免钳夹肾盂瓣或剖开输尿管的内侧面；此外，术中需根据输尿管狭窄长度采取适当长度的肾盂瓣，尽可能实现吻合口无张力。

二、马蹄肾头低位双侧肾盂成形术

（一）概述

　　马蹄肾是最常见的先天性肾融合畸形，90% 以上的马蹄肾为肾下极融合。15%～33% 的马蹄肾患者合并 UPJO，常见原因包括异位血管、输尿管高位插入、马蹄肾峡部压迫、输尿管先天性狭窄等。马蹄肾合并 UPJO 是手术的适应证（图 10-37）。

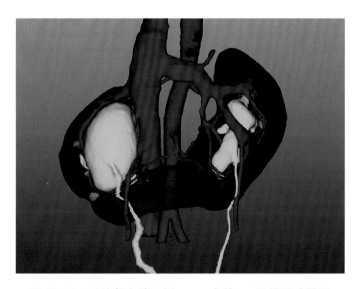

图 10-37　马蹄肾合并双侧 UPJO 术前 CT 三维重建模型

目前，机器人辅助腹腔镜肾盂成形术治疗马蹄肾合并 UPJO 主要采用侧卧位经腹入路，对于需行双侧肾盂成形术的患者，该术式需要术中改变体位、两次对接机械臂，程序繁琐，同时术中难以兼顾双侧病变。笔者团队创新采用头低截石位机器人辅助腹腔镜肾盂成形术治疗马蹄肾合并 UPJO，该体位和入路使术者能够在一台手术中兼顾处理双侧病变。

（二）手术适应证与禁忌证

手术适应证主要包括：①影像学诊断明确的马蹄肾患者，合并双侧肾盂输尿管连接部梗阻；②伴有上尿路梗阻相关的临床症状（腰痛、继发感染、结石等）、肾积水难以控制或出现肾功能损伤；③不宜行输尿管镜下内切开、输尿管镜下球囊扩张等腔镜治疗或采用腔镜治疗方法失败；④置入双 J 管后效果不佳或因并发症难以长期维持。

手术禁忌证主要包括：①存在心、肺、肝、肾等器官基础疾病失代偿，严重出血倾向疾病等麻醉或手术禁忌证；②控制不佳的泌尿系统感染；③膀胱功能障碍或膀胱出口梗阻；④妊娠期妇女。

（三）术前准备

1. **常规准备**　血常规、尿常规、血生化及凝血功能检查，胸部 X 线片，心电图等。

2. **专科准备**　包括泌尿系统超声、泌尿系统增强 CT、泌尿系统 MRI，有条件者完善影像三维重建以辅助手术决策。完善利尿肾动态显像以评价肾功能，肾功能减退者行肾造瘘术以保护肾功能。完善尿培养检查，明确有无尿路感染，如存在尿路感染需先行抗感染治疗。术前留置导尿管。

3. **肠道准备**　术前 1 日给予无渣流质饮食，术前晚普通灌肠。

4. **皮肤准备**　常规术区备皮。

5. **物品准备**　泌尿外科手术专用器械 1 套、全套康多机器人手术系统、吸引器系统及其他腹腔镜特殊器械，还包括 12 mm 和 10 mm 套管、双 J 管及超滑导丝、4-0 可吸收缝线、4-0 和 3-0 可吸收倒刺缝线，备选物品包括腔镜纱布、引流管等材料。

（四）手术步骤（视频 10-5）

1. **麻醉、体位及套管分布**　患者取头低截石位，气管插管静脉 – 吸入复合全身麻醉，常规消毒铺巾。于脐下 5 cm 处做 12 mm 小切口，切开皮肤提拉腹壁置入气腹针，维持腹内压力 14 mmHg，穿刺 12 mm 套管，置入机器人 3D 腹腔镜，直视下分别于脐下 5 cm 水平左右旁开 8 cm 处置入 10 mm 套管，于镜头套管下方 5 cm 左右旁开 5 cm 置入 2 个 10 mm 助手套管。机器人旋转方向后，镜头臂自头侧对接。患者右侧套管置入马里兰双极钳，患者左侧套管置入单极电剪刀。

2. 分离并显露右侧输尿管及肾盂 助手用平头抓钳配合机器人操作臂将肠管推向头侧，于右输尿管跨髂血管处找到输尿管，于此处打开腹膜。沿输尿管走行向上分离结肠，于屈氏韧带右侧找到输尿管跨马蹄肾处，可见肾盂输尿管连接处明显狭窄。完全显露肾盂及输尿管狭窄段（约 4 cm），注意保留滋养血管及输尿管鞘（图 10-38、图 10-39）。

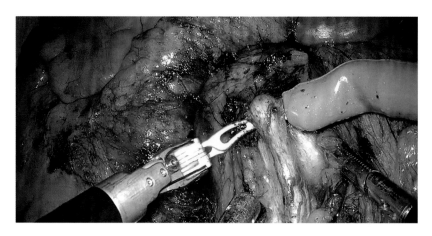

图 10-38　分离并显露右侧输尿管狭窄段

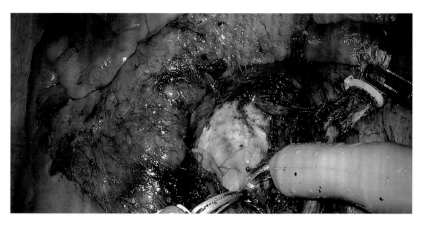

图 10-39　分离并显露右侧肾盂

　　3. 置备肾盂瓣、膀胱镜探查肾盂　呈"V"字形剪开肾盂，置备一长约2~4 cm、基宽约2 cm的肾盂瓣，尖端朝向肾盂输尿管连接处（图10-40）。如果术前影像学检查提示患者肾盂、肾盏内存在体积较小的尿路结石，可在术中于肾盂输尿管连接处附近将膀胱软镜伸入肾盂内进行探查，取出肾盏内小结石（图10-41）。

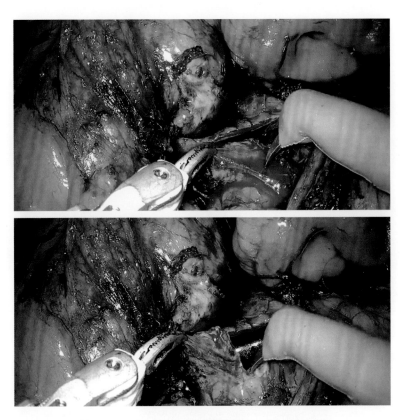

图 10-40　呈"V"字形剪开肾盂，制备肾盂瓣

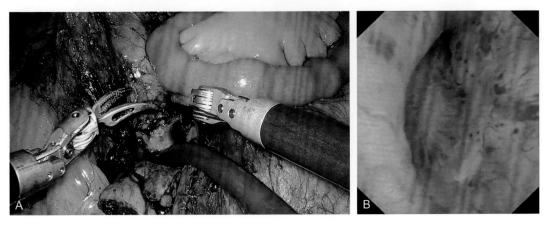

图 10-41　膀胱镜探查肾盂，取出肾盏内小结石

A.腹腔镜下视野；B.膀胱镜下视野

4. **纵行剖开输尿管并吻合肾盂瓣** 将输尿管狭窄处纵行剖开，剖开长度约2~4 cm（图10-42）。置入输尿管导管，可在接下来的缝合过程中起支撑作用。用5-0可吸收线将肾盂瓣向下与输尿管吻合。首先吻合肾盂瓣尖端与输尿管纵行切口远端（图10-43），接着向上吻合肾盂瓣与输尿管后壁（图10-44）。取出输尿管支架，在超滑导丝引导下置入双J管。由远端至近端吻合肾盂瓣与输尿管前壁（图10-45）。

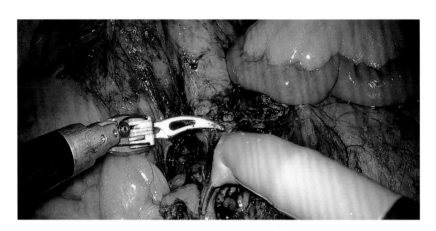

图10-42　纵行剖开输尿管

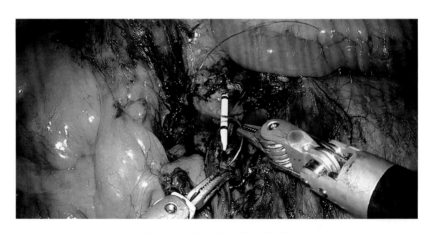

图10-43　吻合肾盂瓣尖端与输尿管纵行切口远端

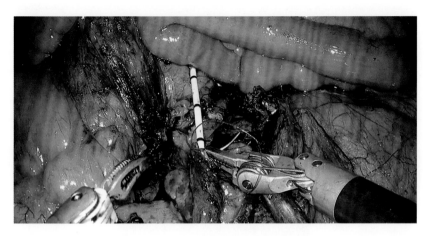

图 10-44　吻合肾盂瓣与输尿管后壁

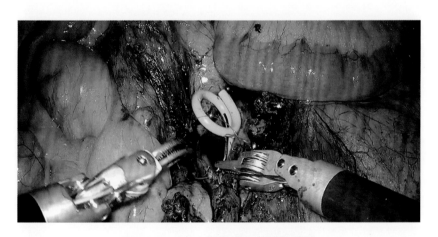

图 10-45　吻合肾盂瓣与输尿管前壁

　　5.重建肾盂、缝合腹膜　于肾盂输尿管连接处完全离断输尿管（图 10-46）。对肾盂进行适当剪裁，切除多余部分（图 10-47）。使用 4-0 可吸收倒刺缝线重建肾盂（图 10-48），使用 3-0 可吸收倒刺缝线缝合腹膜。同上方法处理左侧肾盂输尿管连接处。

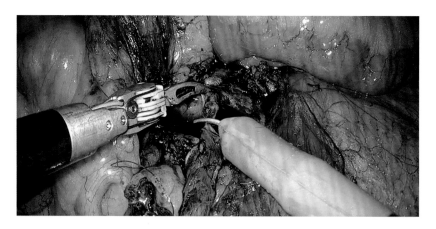

图 10-46　于肾盂输尿管连接处完全离断输尿管

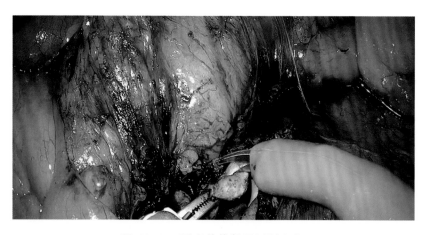

图 10-47　适当剪裁肾盂以利吻合

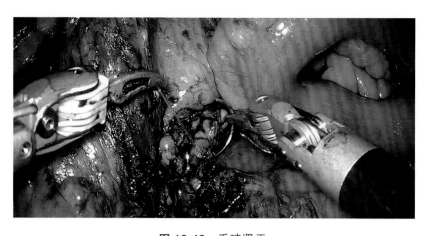

图 10-48　重建肾盂

6.**结束手术** 于双侧吻合口附近放置 F20 引流管，从侧腹壁引出并固定引流管，清点器械及敷料无误后，直视下退出各个腹壁套管和腹腔镜，移开机器人手术系统。逐一关闭切口，以无菌敷料包扎，术毕。

（五）术后处理

术后患者留置 3~4 种管路，包括双 J 管、导尿管、肾造瘘管（术前已行造瘘者应继续保留，未造瘘者无须留置）和吻合口周围引流管。可根据以下几方面指导患者术后恢复及随访安排。

1.若无特殊情况，导尿管可保留 1~2 周。

2.术后 4~6 天，若每日引流量小于 50 ml，可拔除引流管；如果引流量较多且减少趋势不明显，则检查引流液肌酐值，或可及早发现尿漏。

3.出院前常规行 KUB 检查，以确定双 J 管位置合适。

4.术后 2 周若无异常情况，可将肾造瘘管从间断夹闭逐渐过渡至完全夹闭。

5.术后 1~2 个月，按期拔除双 J 管后，如有肾造瘘，可经肾造瘘行尿路造影、上尿路影像尿动力学检查（Whitaker test）、CTU 或上尿路 MR 动态增强扫描，观察尿路通畅性及功能是否正常。

6.之后可每 6~12 个月复查泌尿系统超声，观察有无肾积水、尿路结石等情况。

（六）技术现状

马蹄肾的解剖结构复杂，手术难度较大。机器人辅助腹腔镜手术在提供视野深度以及裁剪、缝合等精细操作方面具有明显的优势，可以减轻手术难度、减少围术期并发症的发生，适用于处理马蹄肾合并 UPJO 继发的复杂肾积水。

过去常认为马蹄肾峡部是导致 UPJO 的病因之一，马蹄肾合并 UPJO 行肾盂成形术时，通常同时行峡部离断术。目前，研究表明峡部离断对肾盂成形术的成功率并无影响，而且有危及肾功能的风险，故已不再推荐。

本术式采用改良后离断式"V"型肾盂瓣技术，与传统离断式肾盂成形术相比，改良术式在制作"V"型肾盂瓣后先行在输尿管切口下端与肾盂瓣尖端缝合一针重建，再进行前壁离断，切除狭窄段输尿管及多余肾盂，最后完成吻合重建，这样可以减少吻合时对输尿管和肾盂瓣黏膜的钳夹，且能保持吻合口的正确定位，防止吻合口扭转。

（熊盛炜 孟 畅 李学松）

参考文献

[1] Anderson JC, Hynes W. Plastic operation for hydronephrosis[J]. Proc R Soc Med, 1951, 44(1): 4-5.

[2] Gettman MT, Peschel R, Neururer R, et al. A comparison of laparoscopic pyeloplasty performed with the daVinci robotic system versus standard laparoscopic techniques: initial clinical results[J]. Eur Urol, 2002, 42(5):453-458.

[3] Tasian GE, Casale P. The robotic-assisted laparoscopic pyeloplasty: gateway to advanced reconstruction [J]. Urol Clin North Am, 2015, 42(1):89-97.

[4] Fan S, Dai X, Yang K, et al. Robot-assisted pyeloplasty using a new robotic system, the KangDuo-Surgical Robot-01: a prospective, single-centre, single-arm clinical study[J]. BJU Int, 2021, 128(2):162-165.

[5] Stasinou T, Bourdoumis A, Masood J. Forming a stone in pelviureteric junction obstruction: Cause or effect?[J]. Int Braz J Urol, 2017, 43(1):13-19.

[6] Agarwal A, Varshney A, Bansal BS. Concomitant percutaneous nephrolithotomy and transperitoneal laparoscopic pyeloplasty for ureteropelvic junction obstruction complicated by stones[J]. J Endourol, 2008, 22(10):2251-2255.

[7] Stein RJ, Turna B, Nguyen MM, et al. Laparoscopic pyeloplasty with concomitant pyelolithotomy: technique and outcomes[J]. J Endourol, 2008, 22(6):1251-1255.

[8] Hong P, Li Z, Zhu D, et al. A Simple Modification for the Usage of Flexible Cystoscope in Modified Laparoscopic Pyeloplasty for Ureteropelvic Junction Obstruction with Renal Calculi: A Flexible Guiding Tube[J]. Urol Int, 2019, 102(3):262-268.

[9] Atug F, Castle EP, Burgess SV, et al. Concomitant management of renal calculi and pelvi-ureteric junction obstruction with robotic laparoscopic surgery[J]. BJU Int, 2005, 96(9):1365-1368.

[10] Bernardo NO, Liatsikos EN, Dinlenc CZ, et al. Stone recurrence after endopyelotomy[J]. Urology, 2000, 56(3):378-381.

[11] O'Reilly PH, Brooman PJC, Mak S, et al. The long-term results of Anderson-Hynes pyeloplasty[J]. BJU Int, 2001, 87(4):287-289.

[12] Meretyk I, Meretyk S, Clayman RV. Endopyelotomy: comparison of ureteroscopic retrograde and antegrade percutaneous techniques[J]. J Urol, 1992, 148(3):775-783.

[13] Knudsen BE, Cook AJ, Watterson JD, et al. Percutaneous antegrade endopyelotomy: long-term results from one institution[J]. Urology, 2004, 63(2):230-234.

[14] Minervini A, Davenport K, Keeley FJ, et al. Antegrade versus retrograde endopyelotomy for pelvi-ureteric junction (PUJ) obstruction[J]. Eur Urol, 2006, 49(3):536-543.

[15] Samarasekera D, Chew B H. Endopyelotomy still has an important role in the management of ureteropelvic junction obstruction[J]. Can Urol Assoc J, 2011, 5(2):134-136.

[16] Gettman MT, Neururer R, Bartsch G, et al. Anderson-Hynes dismembered pyeloplasty performed using the da Vinci robotic system[J]. Urology, 2002, 60(3):509-513.

[17] Srivastava A, Singh P, Gupta M, et al. Laparoscopic pyeloplasty with concomitant pyelolithotomy--is it an effective mode of treatment?[J]. Urol Int, 2008, 80(3):306-309.

[18] Jensen PH, Berg KD, Azawi NH. Robot-assisted pyeloplasty and pyelolithotomy in patients with ureteropelvic junction stenosis[J]. Scand J Urol, 2017, 51(4):323-328.

[19] Nguyen HT, Kogan BA. Upper urinary tract obstruction: experimental and clinical aspects[J]. Br J Urol, 1998, 81(2):13-21.

[20] Lowe FC, Marshall FF. Ureteropelvic junction obstruction in adults[J]. Urology, 1984, 23(4): 331-335.

[21] 李学松, 杨昆霖, 周利群. IUPU经腹腹腔镜肾盂成形术治疗成人肾盂输尿管连接处梗阻(附视频) [J]. 现代泌尿外科杂志, 2015, 20(6): 369-372.

[22] El-Nahas AR, Abou-El-Ghar M, Shoma AM, et al. Role of multiphasic helical computed tomography in planning surgical treatment for pelvi-ureteric junction obstruction[J]. BJU Int, 2004, 94(4): 582-587.

[23] 周辉霞, 李龙, 李索林, 等.腹腔镜肾盂输尿管连接部梗阻手术操作指南(2017版)[J].微创泌尿外科杂志, 2017, 6(03):129-135.

[24] Oderda M, Calleris G, Allasia M, et al. Robot-assisted laparoscopic pyeloplasty in a pediatric patient with horseshoe kidney: surgical technique and review of the literature[J]. Urologia, 2017, 84(1):55-60.

[25] Lallas CD, Pak RW, Pagnani C, et al. The minimally invasive management of ureteropelvic junction obstruction in horseshoe kidneys[J]. World J Urol, 2011, 29(1):91-95.

[26] Krajewski W, Wojciechowska J, Dembowski J, et al. Hydronephrosis in the course of ureteropelvic junction obstruction: An underestimated problem? Current opinions on the pathogenesis, diagnosis and treatment[J]. Adv Clin Exp Med, 2017, 26(5):857-864.

[27] Chammas M Jr, Feuillu B, Coissard A, et al. Laparoscopic robotic-assisted management of pelvi-ureteric junction obstruction in patients with horseshoe kidneys: technique and 1-year follow-up[J]. BJU Int, 2006, 97(3):579-583.

[28] Neheman A, Kord E, Zisman A, et al. Comparison of Robotic Pyeloplasty and Standard Laparoscopic Pyeloplasty in Infants: A Bi-Institutional Study[J]. J Laparoendosc Adv Surg Tech A, 2018, 28(4):467-470.

[29] Fan S, Dai X, Yang K, et al. Robot-assisted pyeloplasty using a new robotic system, the KangDuo-Surgical Robot-01: a prospective, single-centre, single-arm clinical study[J]. BJU Int, 2021, 128(2):162-165.

[30] Wang J, Fan S, Shen C, et al. Partial nephrectomy through retroperitoneal approach with a new surgical robot system, KD-SR-01[J]. Int J Med Robot, 2022, 18(2):e2352.

[31] Schwentner C, Pelzer A, Neururer R, et al. Robotic Anderson-Hynes pyeloplasty: 5-year experience of one centre[J]. BJU Int, 2007, 100(4):880-885.

[32] Schuster T, Dietz HG, Schütz S. Anderson-Hynes pyeloplasty in horseshoe kidney in children: is it effective without symphysiotomy? [J] Pediatr Surg Int, 1999, 15(3-4):230-233.

[33] Amón Sesmero JH, Delgado MC, de la Cruz Martín B, et al. Laparoscopic Pyeloplasty: Always Dismembered?[J] J Endourol, 2016, 30(7):778-782.

[34] Cheng S, Li X, Yang K, et al. Modified Laparoscopic and Robotic Flap Pyeloplasty for Recurrent Ureteropelvic Junction Obstruction with a Long Proximal Ureteral Stricture: The "Wishbone" Anastomosis and the "Ureteral Plate" Technique[J]. Urol Int, 2021, 105(7-8):642-649.

[35] 熊盛炜, 贯华, 代晓飞, 等.康多内镜手术机器人系统改良离断式 "V" 型肾盂瓣技术治疗成人马蹄肾合并肾积水1例[J].泌尿外科杂志(电子版), 2021, 13(1):29-31.

第11章

康多机器人输尿管狭窄段
切除再吻合术

一、概述

输尿管狭窄可由多种病因导致，常见原因包括医源性损伤、先天性病变、炎症性病变、肿瘤性病变和输尿管腔外血管或纤维组织压迫等。输尿管狭窄如果不能及时有效地得到诊断和处理，会导致肾积水甚至肾功能损害[1]。

输尿管重建的手术方式需要根据输尿管狭窄的位置、长度及病因进行选择。对于小于2 cm的输尿管下段狭窄，输尿管狭窄段切除再吻合术、输尿管膀胱再植术都可以取得良好的手术效果[2-3]。输尿管狭窄段切除再吻合术可通过开放手术、腹腔镜手术或机器人辅助腹腔镜手术进行。鉴于盆腔内手术操作空间狭小且较深、器官较多解剖相对复杂，手术机器人系统具有3D视野立体感强、操作灵活精细、缝合简易、学习曲线短等优势。本章重点介绍康多机器人辅助腹腔镜输尿管狭窄段切除再吻合术。

二、手术适应证与禁忌证

手术适应证主要包括：①任何病因引起的小于2 cm的输尿管狭窄，若输尿管明显迂曲，狭窄长度指征可放宽；②反复腰痛、泌尿系统感染、泌尿系统结石、肾积水或肾功能损伤逐渐加重；③不宜行腔内治疗或腔内治疗失败。

手术禁忌证主要包括：①存在心、肺、肝、肾等器官基础疾病失代偿，严重出血倾向疾病等麻醉或手术禁忌证；②控制不佳的泌尿系统感染；③膀胱功能障碍或膀胱出口梗阻；④妊娠期妇女。

三、术前准备

1. **常规准备**　血常规、尿常规、血生化及凝血功能检查，胸部X线片，心电图等。

2. **专科准备**　包括泌尿系统超声、泌尿系统增强CT、泌尿系统MRI，有条件者完善影像三维重建以辅助手术决策（图11-1）。完善利尿肾动态显像以评价肾功能，肾功能减退者行肾造瘘术以保护肾功能。完善尿培养检查，明确有无尿路感染，如存在尿路感染需先行抗感染治疗。术前留置导尿管。

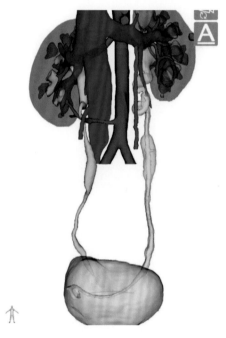

图11-1　术前CT三维重建图

3. **肠道准备**　术前1日给予无渣流质饮食，口服泻药清理肠道。

4. **皮肤准备**　常规术区备皮。

5. **物品准备**　泌尿外科手术专用器械1套、全套康多机器人手术系统、吸引器系统以及其他腹腔镜特殊器械，还包括12 mm、10 mm和5 mm套管，双J管及超滑导丝，4-0及5-0可吸收缝线，3-0或4-0倒刺线，Hem-o-lok夹，引流管，备选腔镜纱布等。

四、手术步骤（视频11-1）

1. **麻醉、体位及套管分布**　以左侧输尿管下段狭窄手术为例，患者取平卧位，头低脚高。气管插管全身麻醉，常规消毒铺巾。膀胱内留置三腔导尿管1根，水囊注水15 ml。

脐上 0.5 cm 气腹针建立气腹，置入 12 mm 镜头套管，引入机器人 3D 腹腔镜（若狭窄段位置较高，可视具体情况将机器人镜头套管及机械臂套管整体向头侧上移）。直视下于脐水平左右侧腹直肌旁置入 10 mm 套管，右侧机械臂套管左右各置入 5 mm、12 mm 助手套管。以镜头与术区中心连线，经过各套管点做该连线的平行线，保证各平行线之间距离相对足够，避免术中助手套管与机械臂套管相互干扰。对接康多机器人手术系统。

2. 分离显露输尿管　沿左侧髂血管表面分离左侧输尿管，输尿管狭窄处与周围明显粘连，狭窄段以上输尿管扩张积水。分离至狭窄处后离断输尿管，若见尿液自动流出，则说明已分离至狭窄段近端输尿管。

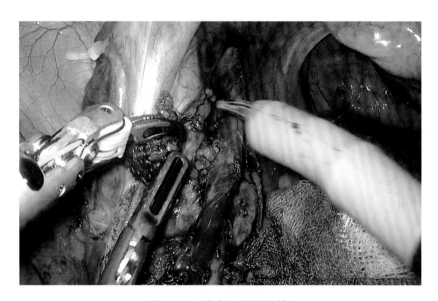

图 11-2　分离显露输尿管

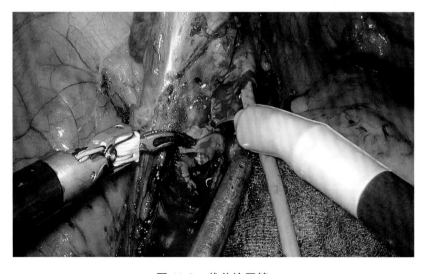

图 11-3　裁剪输尿管

3. **切除狭窄段，裁剪输尿管**　将输尿管近端腹侧中线劈开 1 cm，探查近端输尿管，若管腔狭窄、黏膜苍白、管壁僵硬，可适当裁剪。沿输尿管远端背侧劈开 1 cm，同法裁剪病变输尿管。检查判断吻合有无张力。

4. **端端吻合输尿管**　用 4-0 或 5-0 可吸收线先缝合输尿管背侧中点位置，缝合输尿管吻合口背侧数针后，于输尿管内置入双 J 管，再缝合输尿管吻合口腹侧。吻合时保证黏膜对黏膜，避免钳夹吻合口黏膜。

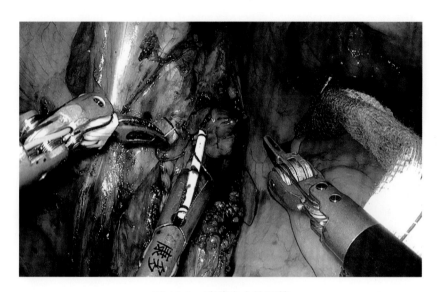

图 11-4　端端吻合输尿管

5. **结束手术**　于吻合口附近放置 F20 引流管 1 根，从侧腹壁引出并固定引流管，清点器械及敷料无误后，直视下退出各个腹壁套管和腹腔镜，移开机器人手术系统。关闭切口，以无菌敷料包扎，术毕。

五、术后处理

术后患者留置 3～4 种管路，包括导尿管、引流管、双 J 管和肾造瘘管（术前已行造瘘者应继续保留，未造瘘者无须留置）。可根据以下几方面指导患者术后恢复及随访安排。

1. 若无特殊情况，导尿管可保留 1 周。

2. 若术后每日引流量小于 50 ml，可拔除引流管；如果引流量持续较多，则检查引流液肌酐值，或可及早发现尿漏。

3. 术后第 1 天常规行 KUB 检查，以确定双 J 管位置合适。

4. 术后 1 周若无异常情况，可将肾造瘘管从间断夹闭逐渐过渡至完全夹闭。

5. 术后 1~2 个月拔除双 J 管后，可经肾造瘘行尿路造影、上尿路影像尿动力学检查（Whitaker test），观察尿路通畅性及功能是否正常，根据结果可拔除肾造瘘管。

6. 术后 6 个月完善泌尿系统超声、泌尿系统增强 CT 及利尿肾动态显像。

7. 之后可每 6~12 个月复查泌尿系统超声，观察有无肾积水、尿路结石等情况。

六、技术现状

因盆腔内操作空间狭小且较深，盆腔内解剖结构相对复杂，机器人辅助腹腔镜手术可以提供更加立体的视野，使操作精细，病变裁剪更加精确，缝合更加简易确实，以降低术后尿漏、吻合口狭窄等并发症的发生率。

输尿管狭窄的部位与长度对输尿管重建术式的选择至关重要。应通过详细了解患者病史、术前影像学检查和术中情况对输尿管狭窄段进行评估。对于 2 cm 以内的输尿管狭窄，可考虑行输尿管狭窄段切除再吻合术。若输尿管明显迂曲，狭窄长度指征可适当放宽。若狭窄切除后张力过大，可根据狭窄部位改行肾盂瓣狭窄段吻合、组织黏膜狭窄段再吻合、输尿管膀胱再植术、膀胱腰大肌悬吊术或膀胱瓣输尿管成形术 [3]。

本章以左侧输尿管下段狭窄为例，介绍输尿管狭窄段切除再吻合术，采用输尿管端端吻合方式，要求无张力、不漏水、细线吻合、不夹持关键吻合区域、保护血供，从而增加手术成功率，降低术后发生吻合口并发症的风险 [4]。

（左　炜　余霄腾　李学松）

参考文献

[1] Ding G, Cheng S, Li X, et al. Experience managing distal ureteral strictures with Boari flap-psoas hitch and comparison of open and laparoscopic procedures[J]. Transl Androl Urol, 2021, 10(1):56-65.

[2] Stein R, Rubenwolf P, Ziesel C, et al. Psoas hitch and Boari flap ureteroneocystostomy[J]. BJU Int, 2013, 112(1):137-55.

[3] 蔡林, 李新飞, 程嗣达, 等. 上尿路重建手术：IUPU技术总结[J]. 现代泌尿外科杂志, 2020, 25(06):468-473.

[4] 熊盛炜, 杨昆霖, 丁光璞, 等. 输尿管损伤外科修复治疗的研究进展[J]. 北京大学学报(医学版), 2019, 51(04):783-789.

第**12**章

康多机器人舌黏膜补片输尿管修复术

一、概述

修复长段的输尿管上段或中段狭窄是极富挑战的，有时因切除较长的输尿管狭窄段后无法完成单纯吻合，转而不得不实施回肠代输尿管术或自体肾移植术，但这两种手术难度较大，术后并发症风险较高[1]。近年来，口腔黏膜移植物（oral mucosal graft，OMG）和阑尾移植物（appendiceal graft，AG）逐渐被应用于治疗复杂的输尿管上段或中段狭窄[2-4]。

舌黏膜移植物（lingual mucosal graft，LMG）是目前用于输尿管修复的口腔黏膜移植物之一[5]。舌黏膜上皮较厚、固有层较薄、弹性良好，且易于获取，是很好的输尿管修复材料[6]。目前已有许多研究优化了舌黏膜补片修复技术，并证实其安全性与有效性。2016年，Li 等[7]报道了首例腹腔镜腹侧覆盖式 LMG 输尿管成形术，2022 年，他们再次报道了 41 例患者中位随访时间 35 个月的结果，证明了该术式的长期安全性与有效性[8]。2018年，Beysens 等[9]以视频形式报道了 1 例机器人 LMG 输尿管成形术，目前，针对输尿管口腔黏膜修复手术，机器人辅助手术已基本替代传统腹腔镜手术。

相比传统腹腔镜手术，机器人辅助手术具有缝合精细、操作灵便等优势特点，更有利于开展复杂的补片修复手术。2022 年，Yang 等[10]报道了 12 例患者进行的 LMG 机器人输尿管成形术，中位随访时间 15 个月的中期结果显示该技术稳定可靠。目前，康多机器人已在泌尿外科手术中逐步开展应用，相较于达芬奇机器人，前者具备开放式医生控制台，在操作体验上具有一定优势。本章重点介绍康多机器人舌黏膜补片输尿管修复术，旨在分享初步的临床经验以供交流、参考。

二、手术适应证与禁忌证

手术适应证主要包括：①影像学诊断明确的长段输尿管上段或中段狭窄患者；②伴有上尿路梗阻相关的临床症状（腰痛、继发感染、结石等）、肾积水难以控制或出现肾功能损伤；③无法完成单纯吻合手术，且肾盂瓣或阑尾移植物不能满足修复需要；④置入双 J 管后效果不佳或因并发症难以长期维持。

手术禁忌证主要包括：①存在心、肺、肝、肾等器官基础疾病失代偿，严重出血倾向疾病等麻醉或手术禁忌证；②控制不佳的泌尿系统感染；③膀胱功能障碍或膀胱出口梗阻；④妊娠期妇女。

三、术前准备

1. **常规准备**　血常规、尿常规、血生化及凝血功能检查，感染性疾病筛查，胸部 X 线片，心电图等。

2. **专科准备**　包括泌尿系统超声、泌尿系统增强 CT、泌尿系统 MRI，完善影像三维重建以辅助手术决策（图 12-1、图 12-2）。完善利尿肾动态显像以评价肾功能，肾功能减退者至少在术前 1 个月行肾造瘘术，同时取出输尿管支架，2 周后行顺行、逆行尿路造影以定位及评估输尿管狭窄情况。完善尿培养检查，明确有无尿路感染，如存在尿路感染需先行抗感染治疗。

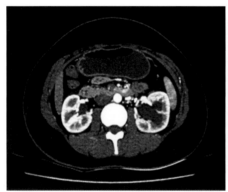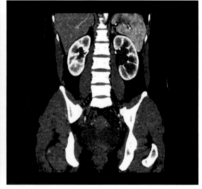

图 12-1　术前泌尿系统增强 CT

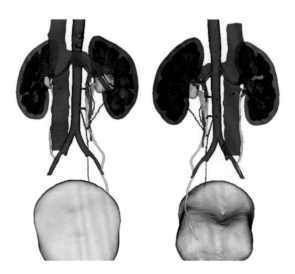

图 12-2　基于术前泌尿系统增强 CT 的三维重建模型

3. **肠道准备** 术前1日给予无渣流质饮食，术前晚普通灌肠。

4. **皮肤准备** 常规术区备皮。

5. **口腔准备** 术前1日给予复方氯己定含漱液漱口，术后继续使用。

6. **物品准备** 泌尿外科手术专用器械1套、全套康多机器人手术系统、吸引器系统及其他腹腔镜特殊器械，还包括12 mm、10 mm和5 mm套管，双J管及超滑导丝，4-0、5-0薇乔线，3-0倒刺线若干以及引流管等材料。

四、手术步骤（视频12-1）

1. **麻醉、体位及套管分布** 患者取45°侧卧位，患侧朝上。以左侧手术为例，左侧锁骨中线肋缘下2 cm（L点）取小切口，切开腹壁各层，置入气腹针，维持腹内压力14 mmHg。脐左侧腹直肌外缘（C点）取小切口，穿刺12 mm套管，引入机器人3D腹腔镜。直视下分别于左侧锁骨中线肋缘下气腹针置入处（L点）、左侧反麦氏点（R点）置入2个10 mm套管，于脐上5 cm（A1点）置入5 mm助手套管，脐下5 cm（A2点）置入10 mm助手套管（图12-3）。以术区为靶点，对接康多机器人手术系统。分别于患者头侧套管置入马里兰双极钳，患者尾侧套管置入单极电剪刀。

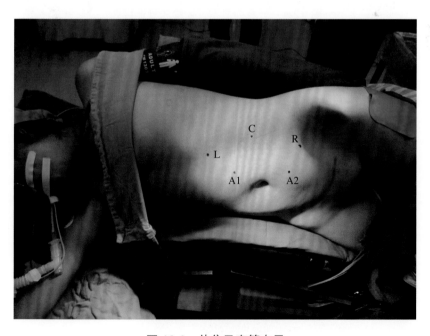

图 12-3 体位及套管布局

2. 分离并显露左侧输尿管狭窄段 小心分离降结肠肠管粘连，在肾下极水平游离结肠，并从结肠旁沟向上游离至脾结肠韧带处，将结肠翻至内侧。打开腹膜，在肾下极水平小心充分游离并显露肾盂输尿管连接处（图 12-4）。于此处剪开输尿管壁，可见多发宽基底息肉，息肉累及输尿管长度 >4 cm，逐步切开输尿管，显露息肉，至尿液自主流出（图12-5、图 12-6）。

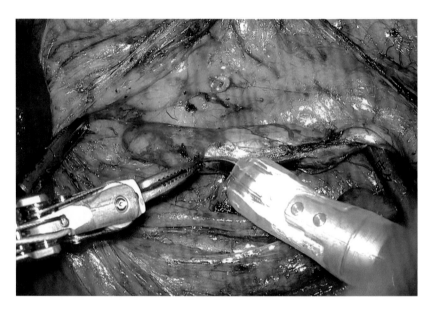

图 12-4 分离并显露肾盂输尿管连接处

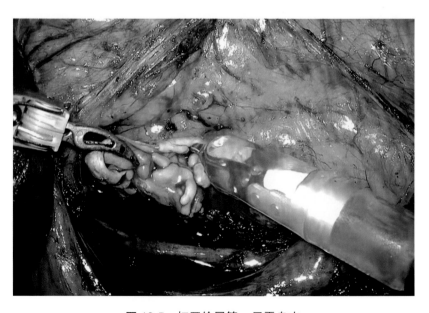

图 12-5 切开输尿管，显露息肉

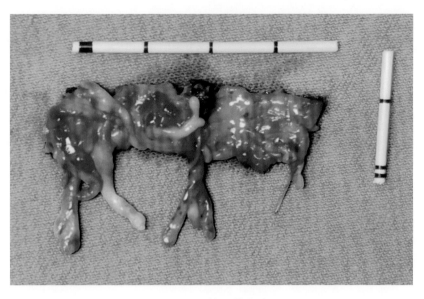

图 12-6　输尿管息肉

3. 后壁加强重建技术　在输尿管两端缝合一针，以降低吻合口张力并保持正确的吻合方向。完整切除输尿管病变部位节段，使用4-0薇乔线以连续缝合法进行后壁加强吻合（图12-7）。

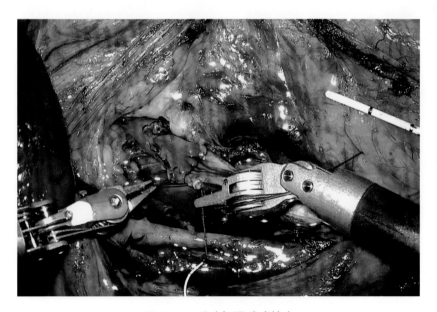

图 12-7　后壁加强重建技术

4. 获取 LMG　从患者患侧舌腹侧面获取 LMG，不需要退出机器人系统或改变患者的姿势。LMG 的长度与输尿管狭窄或缺损长度相匹配，宽度取 1~1.5 cm。获取 LMG 时尽量不超过舌背侧的外侧边界，取下后用剪刀尽可能地去除黏膜下组织，处理好的 LMG 呈长梭状（图 12-8A）。患者舌面取材处出血点可用双极电凝钳止血，用 4-0 薇乔线缝合黏膜缺口（图 12-8B）。

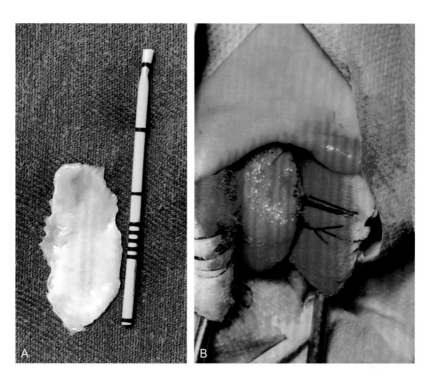

图 12-8　术中舌黏膜补片的获取

A.舌黏膜补片；B.取材部位

5. **双J管置入和腹侧覆盖式吻合** 从输尿管开口处沿超滑导丝置入双J管（图12-9）。将LMG经助手套管置入输尿管开口处，用5-0薇乔线或单荞线缝合固定LMG两端（图12-10），避免其折叠卷曲。固定两端后继续进行无张力吻合（图12-11）。

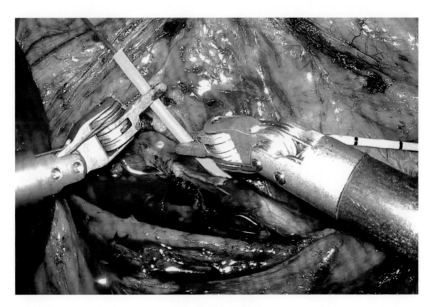

图 12-9 双 J 管置入

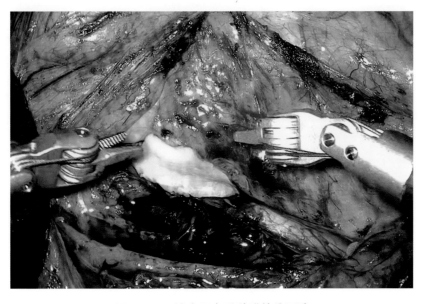

图 12-10 缝合固定舌黏膜补片两端

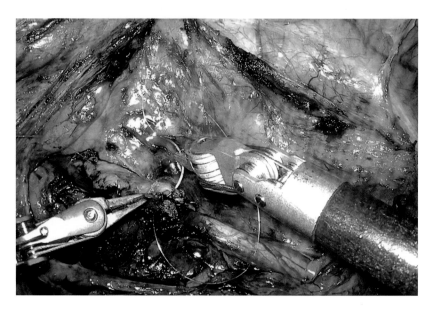

图 12-11 舌黏膜补片与输尿管腹侧覆盖式吻合

6. 大网膜包裹吻合区域 修复后的输尿管段用血供良好的大网膜包裹，用 3-0 倒刺线将大网膜瓣固定在腰大肌上（图 12-12）。于吻合口附近放置 F20 引流管，从侧腹壁引出并固定引流管，清点器械及敷料无误后，直视下退出各个腹壁套管和腹腔镜，移开手术机器人系统。逐一关闭切口，以无菌敷料包扎，术毕。

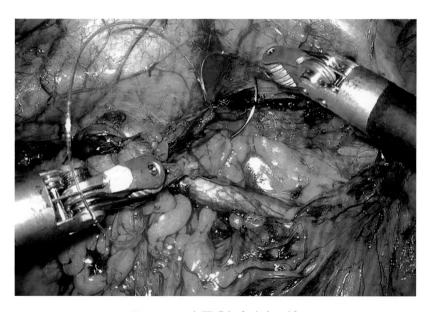

图 12-12 大网膜包裹吻合区域

五、术后处理

术后患者留置3~4种管路，包括双J管、导尿管、肾造瘘管（术前已行造瘘者应继续保留，未造瘘者无须留置）和吻合口周围引流管。可根据以下几方面指导患者术后恢复及随访安排。

1. 若无特殊情况，导尿管可保留1~2周。

2. 术后4~6天，若每日引流量小于50 ml，可拔除引流管；若引流量较多且减少趋势不明显，则检查引流液肌酐值，或可及早发现尿漏。

3. 出院前常规行KUB检查，以确定双J管位置合适，并于术后1~2个月拔除。

4. 术后第3天关闭肾造瘘管。在拔除双J管后，若患者未出现无法耐受的患侧腰痛，则继续关闭肾造瘘管，反之则将肾造瘘管暂时开放。

5. 术后1~2个月按期拔除双J管后，可经肾造瘘行尿路造影、上尿路影像尿动力学检查、CTU或上尿路MR动态扫描，观察尿路通畅性及功能是否正常。如果顺行尿路造影或上尿路影像动力学检查显示无梗阻且患者无症状，可将肾造瘘管拔除。

6. 之后可每6~12个月复查泌尿系统超声，观察有无肾积水、尿路结石等情况。

7. 舌腹侧面的缝线无须拆除，可自行脱落，所有缝合线通常在术后1个月完全脱落（图12-13）。

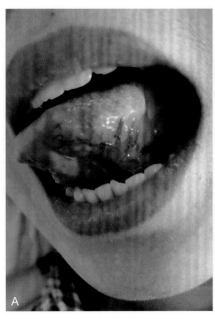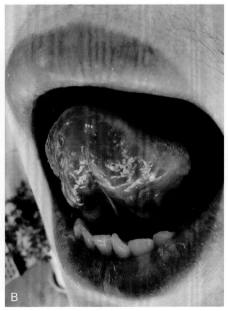

图 12-13　舌黏膜取材部位恢复情况

A.术后即刻；B.术后2个月

六、技术现状

复杂长段输尿管上段和中段狭窄及梗阻的修复极具挑战性，自体补片移植物修复为其治疗提供了有效、安全、可行的选择。机器人辅助腹腔镜技术在提供视野深度、裁剪、缝合等精细操作方面优势明显，适用于复杂的输尿管狭窄段分离及补片修复缝合。

2021 年，Cheng 等 [11] 报道了被覆式组织瓣或移植物修复长段输尿管上段和中段狭窄的经验策略：若肾盂组织足以使用，则肾盂瓣修复上段狭窄是首选技术；若肾盂组织不足以修复，考虑到阑尾具有独立血供，则首选 AG 修复右侧输尿管狭窄；若 AG 的长度或宽度不合适，则选用 OMG；若为左侧输尿管狭窄，则选择 OMG。

在口腔黏膜的选择上，颊黏膜比舌黏膜更早被应用于输尿管修复手术。1999 年，Naude 等 [12] 首次报道了使用颊黏膜治疗输尿管狭窄，纳入的 6 例患者中，5 例使用覆盖补片，1 例使用管状移植物替代，所有患者术后修复部位均生长且引流通畅。2021 年，Lee 等 [13] 报道了 54 例行机器人颊黏膜补片输尿管成形术患者的多中心中期随访结果，其治疗成功率为 87%（47/54），术后严重并发症发生率为 5.6%（3/54），初步验证了颊黏膜补片应用于输尿管重建手术的安全性和有效性。但仍有研究指出，颊黏膜取材后可能出现张口受限和腮腺管损伤等并发症 [14]。而同样作为口腔黏膜，舌黏膜与颊黏膜具有相似的组织学特性，且腹外侧舌黏膜不行使特殊功能，取材时将患者的舌部拉出口外，不受口腔大小所限，取材也相对容易，因此，近年使用 LMG 的病例不断涌现，并取得了较好的效果。

LMG 易于获取，血供丰富，取材部位极少出现严重并发症。在缝合移植物前进行输尿管后壁加强重建，可以减少张力，有助于移植物固定吻合。吻合时先固定梭形黏膜补片的两端，从而确定位置，易于无张力缝合操作，避免缝合过程中补片翻转卷曲。缝合完毕后需用大网膜包裹，一方面可为缺乏固有滋养血管的移植物增加充足血供，另一方面可防止输尿管与腰大肌粘连出现再狭窄。舌黏膜取材部位血供丰富，愈合速度快，一般不需要特殊处理。患者术后短期可能有取材部位麻木、张口困难、言语不清、味觉改变等并发症，基本可在术后 2 个月逐渐消失。术后持续 3 个月以上的取材部位并发症在输尿管重建手术中鲜有报道，Xu 等曾在舌黏膜补片尿道成形术的相关研究中报道过术后 6 个月仍存在舌部精细运动障碍、取材部位麻木、味觉异常、言语不清等并发症，因此，口腔的术前准备及术后护理应得到临床医生的重视。

尽管复杂的输尿管中上段狭窄仍是治疗难点，但舌黏膜补片等自体补片技术为其提供了另一安全有效的选择。

（应沂岑　李学松）

参考文献

[1] Zhong W, Du Y, Yang K, et al. Ileal Ureter Replacement Combined With Boari Flap-Psoas Hitch to Treat Full-Length Ureteral Defects: Technique and Initial Experience[J]. Urology, 2017, 108:201-206.

[2] Lee Z, Lee M, Koster H, et al. A Multi-Institutional Experience With Robotic Ureteroplasty With Buccal Mucosa Graft: An Updated Analysis of Intermediate-Term Outcomes[J]. Urology, 2021, 147:306-310.

[3] Lee Z, Waldorf BT, Cho EY, et al. Robotic Ureteroplasty with Buccal Mucosa Graft for the Management of Complex Ureteral Strictures[J]. J Urol, 2017, 198(6):1430-1435.

[4] Wang J, Xiong S, Fan S, et al. Appendiceal Onlay Flap Ureteroplasty for the Treatment of Complex Ureteral Strictures: Initial Experience of Nine Patients[J]. J Endourol, 2020, 34(8):874-881.

[5] Das SK, Kumar A, Sharma GK, et al. Lingual mucosal graft urethroplasty for anterior urethral strictures[J]. Urology, 2009, 73(1):105-108.

[6] Simonato A, Gregori A, Ambruosi C, et al. Lingual mucosal graft urethroplasty for anterior urethral reconstruction[J]. Eur Urol, 2008, 54(1):79-85.

[7] Li B, Xu Y, Hai B, et al. Laparoscopic onlay lingual mucosal graft ureteroplasty for proximal ureteral stricture: initial experience and 9-month follow-up[J]. Int Urol Nephrol, 2016, 48(8):1275-1279.

[8] Liang C, Wang J, Hai B, et al. Lingual Mucosal Graft Ureteroplasty for Long Proximal Ureteral Stricture: 6 Years of Experience with 41 Cases[J]. Eur Urol, 2022, 82(2):193-200.

[9] Beysens M, De Groote R, Van Haute C, et al. Robotic lingual mucosal onlay graft ureteroplasty for proximal ureteral stricture[J]. Eur Urol Suppl, 2018, 17(2):e1935.

[10] Yang K, Fan S, Wang J, et al. Robotic-assisted Lingual Mucosal Graft Ureteroplasty for the Repair of Complex Ureteral Strictures: Technique Description and the Medium-term Outcome[J]. Eur Urol, 2022, 81(5):533-540.

[11] Cheng S, Fan S, Wang J, et al. Laparoscopic and robotic ureteroplasty using onlay flap or graft for the management of long proximal or middle ureteral strictures: our experience and strategy[J]. Int Urol Nephrol, 2021, 53(3):479-488.

[12] Naude JH.Buccal mucosal grafts in the treatment of ureteric lesions[J]. BJU Int, 1999, 83(7):751-754.

[13] Lee Z, Lee M, Koster H, et al. A multi-institutional experience with robotic ureteroplasty with buccal mucosa graft: an updated analysis of intermediate-term outcomes[J].Urology, 2021, 147:306-310.

[14] Barbagli G, Vallasciani S, Romano G, et al.Morbidity of oral mucosa graft harvesting from a single cheek[J]. Eur Urol, 2010, 58(1):33-41.

第13章

康多机器人输尿管膀胱再植术

一、概述

输尿管下段狭窄可由多种病因导致，如医源性损伤、先天性病变（梗阻性巨输尿管症等）、炎症性病变（输尿管子宫内膜异位症、输尿管炎等）、肿瘤性病变（输尿管癌、宫颈癌浸润输尿管等）和输尿管腔外压迫（腹膜后纤维化、盆腔脂肪增多症等）等。输尿管狭窄如果不能得到及时有效的诊断和处理，会导致肾积水甚至肾功能损害[1]。

下段输尿管修复与重建的手术方式主要取决于输尿管狭窄的部位、长度以及引起狭窄的病因。对于狭窄长度较短、狭窄程度较轻者，采用输尿管端端吻合术、输尿管膀胱再植术可以取得良好的手术效果[2]；当输尿管缺损较长、单纯输尿管膀胱再植术不能满足无张力吻合时，可联合膀胱腰大肌悬吊（psoas hitch）技术；若联合膀胱腰大肌悬吊技术仍无法满足无张力吻合，则需采用膀胱瓣技术[3]；对于狭窄长度过长、膀胱条件较差者，则需要采用回肠代输尿管术进行修补。输尿管膀胱再植术可经膀胱内或膀胱外途径进行，膀胱内途径的术式主要包括 Cohen 技术、Politano-Leadbetter 术、Glenn-Anderson 术等，膀胱外途径的术式主要包括乳头法、黏膜下隧道法（含 Lich-Gregoir 术）。膀胱外术式较膀胱内术式简单，创伤小，术后膀胱痉挛和血尿等并发症少，常在腹腔镜技术中广泛应用[4]。

机器人手术系统具有 3D 视野立体感强、操作灵活精细及学习曲线短等优势，近年来机器人辅助腹腔镜输尿管膀胱再植术已成为主流术式。本章重点介绍运用 IUPU 改良乳头法、黏膜下隧道法和膀胱瓣技术进行康多机器人辅助腹腔镜输尿管膀胱再植术。

二、手术适应证与禁忌证

手术适应证主要包括：①各种病因所致的输尿管中下段狭窄；②伴有上尿路梗阻相关的临床症状（腰痛、继发感染、结石等）、肾积水难以控制或出现肾功能损伤；③不宜行输尿管端端吻合、腔内治疗等其他手术；④既往输尿管膀胱再植手术失败。

手术禁忌证主要包括：①存在心、肺、肝、肾等器官基础疾病失代偿，严重出血倾向疾病等麻醉或手术禁忌证；②控制不佳的泌尿系统感染；③膀胱功能障碍、膀胱挛缩或膀胱出口梗阻；④妊娠期妇女。

三、术前准备

1. **常规准备** 血常规、尿常规、血生化及凝血功能检查，胸部 X 线片，心电图等。

2. **专科准备** 包括泌尿系统超声、泌尿系统增强 CT、泌尿系统 MRI（图 13-1），完善影像三维重建以辅助手术决策（图 13-2）。完善利尿肾动态显像以评价肾功能，肾功能减退者行肾造瘘术以保护肾功能。完善尿培养检查，明确有无尿路感染，如存在尿路感染需先行抗感染治疗。

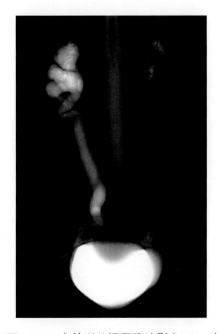

图 13-1 术前磁共振尿路造影（MRU）

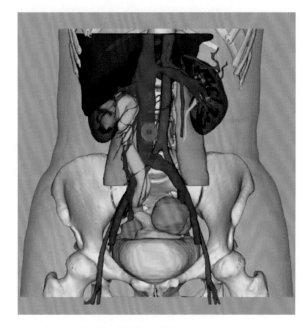

图 13-2 基于泌尿系统增强 CT 的三维重建图像

3. **肠道准备** 术前 1 日给予无渣流质饮食，术前晚普通灌肠。

4. **皮肤准备** 常规术区备皮。

5. **物品准备** 泌尿外科手术专用器械 1 套、全套康多机器人手术系统、吸引器系统以及其他腹腔镜特殊器械，还包括 12 mm 和 10 mm 套管、双 J 管及超滑导丝、4-0 可吸收线、引流管等材料。

四、手术步骤（视频13-1）

1. 麻醉、体位及套管分布　以右侧手术为例，患者取截石位，头低脚高。膀胱留置三腔导尿管1根，水囊注水10~15 ml。脐上0.5 cm用气腹针建立气腹，置入12 mm镜头套管，引入机器人3D腹腔镜。直视下脐水平左右侧腹直肌旁各置入10 mm机械臂套管，左侧机械臂套管内上方置入12 mm助手套管（图13-3）。对接康多机器人手术系统。

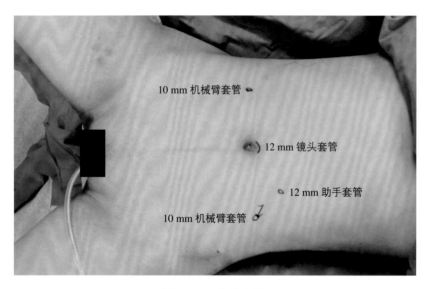

图13-3　套管布局

2. 分离显露输尿管　沿右侧髂血管水平游离结肠，将结肠向内侧游离，切开后腹膜，显露输尿管（图13-4），游离输尿管下段至狭窄处，可见狭窄段以上输尿管迂曲扩张

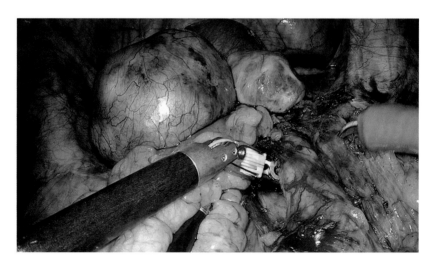

图13-4　游离右侧输尿管

（图 13-5）。对于粘连较重者，可采用荧光腹腔镜技术或影像三维重建进行术中导航。狭窄处上方离断输尿管，可见尿液自动流出。对于行膀胱瓣吻合的患者，还应纵行剪开输尿管 1.5~2.0 cm 用于吻合。

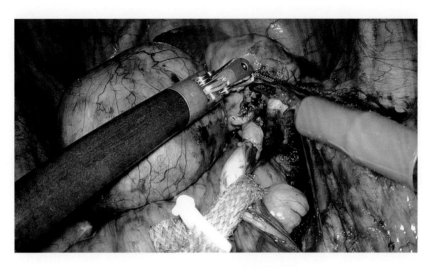

图 13-5　分离右侧输尿管下段

3. 膀胱腰大肌悬吊　当输尿管长度较短，难以实现输尿管膀胱无张力吻合时，需要采用膀胱腰大肌悬吊技术。膀胱内注入 300 ml 生理盐水，充盈膀胱。游离膀胱前壁、顶壁及左右侧壁（图 13-6），用 0 号倒刺线将膀胱悬吊于右侧腰肌腱弓（图 13-7），注意避免损伤生殖股神经。

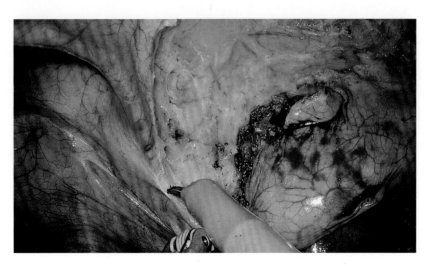

图 13-6　游离膀胱前壁、顶壁及左右侧壁

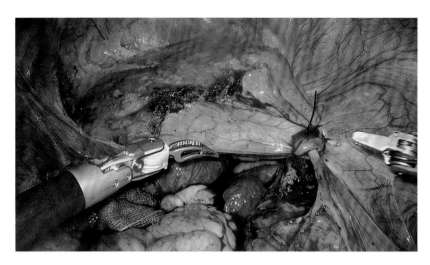

图 13-7 膀胱悬吊于右侧腰大肌

4. 输尿管膀胱吻合 输尿管膀胱吻合的方式较多，如输尿管乳头再植术、黏膜下隧道再植术等抗反流术式以及膀胱瓣输尿管吻合术。建议尽量抗反流吻合。

（1）乳头法：输尿管内置入 F7 双 J 管，末端外翻 1~1.5 cm，用 4-0 可吸收线间断缝合制作抗反流乳头（图 13-8），乳头颜色红润。膀胱患侧顶壁切开相应口径开口，用 4-0 可吸收线将输尿管乳头再植于膀胱开口处（图 13-9）。

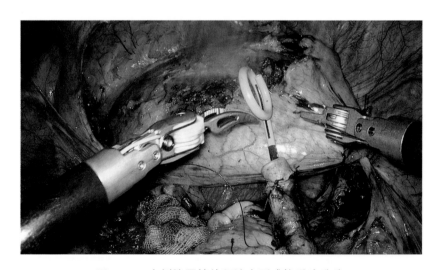

图 13-8 右侧输尿管外翻缝合形成抗反流乳头

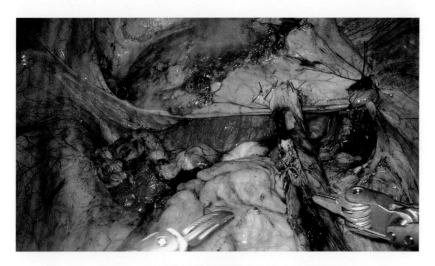

图 13-9　使用 4-0 可吸收线将输尿管乳头吻合于膀胱顶壁开口处

（2）黏膜下隧道法：纵行切开膀胱右侧顶壁，逐层打开膀胱浆膜层和肌层，不打开黏膜层，切口长度约为预包埋输尿管管径的 3 倍以上（图 13-10）；切口远端开口，用 4-0 可吸收线间断缝合，将输尿管末端黏膜对黏膜吻合于膀胱；缝合膀胱浆肌层，将输尿管包埋于黏膜下（图 13-11）。

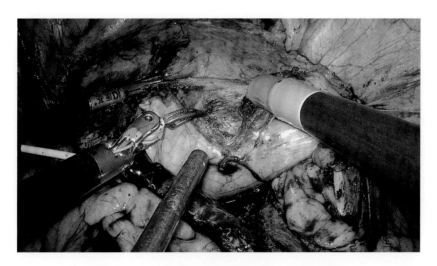

图 13-10　切开膀胱浆膜层及肌层，保留黏膜层

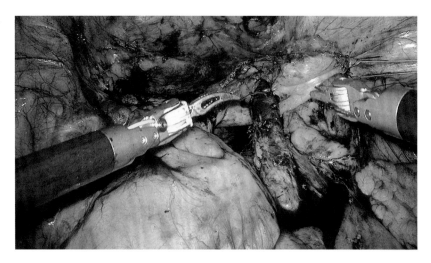

图 13-11　缝合膀胱浆肌层，将输尿管包埋于黏膜下

（3）膀胱瓣技术：膀胱瓣技术适用于输尿管缺损长度较长、膀胱情况良好的患者，笔者团队针对传统膀胱瓣技术进行改良，下面对几个关键步骤进行描述。

1）精确制瓣：精确测量输尿管末端到膀胱瓣顶壁的距离（这里可以使用带刻度的输尿管导管进行测量），膀胱瓣的长度应比此距离长 2 cm 以上。最终膀胱瓣为一个上底长 2~3 cm、下底长 4~5 cm 的梯形瓣（图 13-12）。

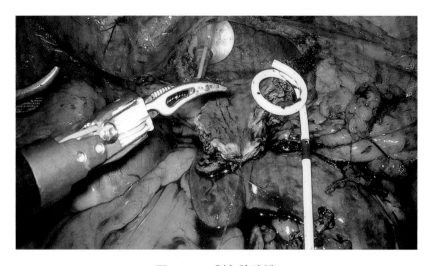

图 13-12　制备膀胱瓣

2）输尿管膀胱瓣吻合：纵行切开输尿管（>1.5 cm），形成一斜面，尿液可自动流出，使吻合口更加宽大，置入双J管（图13-13）。用4-0可吸收倒刺线间断缝合，使输尿管末端与膀胱瓣形成边对边吻合，即先将输尿管末端劈开最高点与膀胱瓣尖端进行第一针吻合，然后完成显露相对困难的对侧壁吻合，随后连续缝合关闭吻合口另一侧（图13-14）。

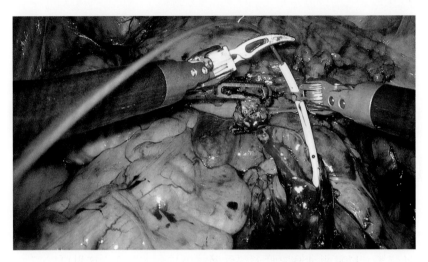

图 13-13 纵行切开输尿管末端，形成宽大斜面

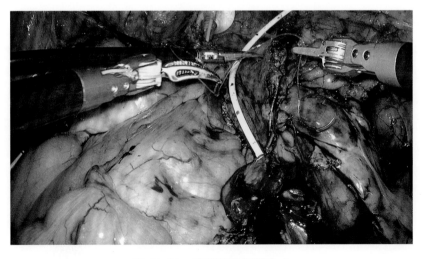

图 13-14 膀胱瓣输尿管吻合

3）关闭膀胱：用 3-0 倒刺线连续缝合，关闭膀胱切口（图 13-15）。

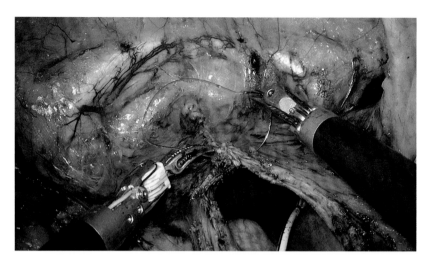

图 13-15   关闭膀胱切口

5. **结束手术**   于吻合口附近放置 F20 引流管 1 根，从侧腹壁引出并固定引流管，清点器械及敷料无误后，直视下退出各个腹壁套管和腹腔镜，移开机器人手术系统。逐一关闭切口，以无菌敷料包扎，术毕。

五、术后处理

术后患者留置 3~4 种管路，包括双 J 管、导尿管、肾造瘘管（术前已行造瘘者应继续保留，未造瘘者无须留置）和吻合口周围引流管。可根据以下几方面指导患者术后恢复及随访安排。

1. 若无特殊情况，导尿管可保留 2 周。

2. 术后 4~6 天，若每日引流量小于 50 ml，可拔除引流管；若引流量较多且减少趋势不明显，则检查引流液肌酐值，或可及早发现尿漏。

3. 出院前常规行 KUB 检查，以确定双 J 管位置合适。

4. 术后 2 周若无异常情况，可将肾造瘘管从间断夹闭逐渐过渡至完全夹闭。

5. 术后 1~3 个月按期拔除双 J 管后，可经肾造瘘行尿路造影、上尿路影像尿动力学检查、CTU 或上尿路 MR 动态扫描，观察尿路通畅性及功能是否正常。

6. 之后可每 6~12 个月复查泌尿系统超声，观察有无肾积水、尿路结石等情况。

六、技术现状

输尿管膀胱再植术由于盆腔内操作空间狭小，解剖结构复杂，机器人辅助腹腔镜技术可以提供更加立体的视野，使操作更加精细，以降低术后膀胱输尿管反流、吻合口尿漏等并发症的发生率。

输尿管狭窄的部位与长度对输尿管重建术式的选择至关重要。通过详细了解患者病史、术前影像学检查和术中所见可以对输尿管狭窄段进行评估。对于输尿管下段的狭窄，当狭窄段较短（小于 5 cm），或因血供被破坏不宜实施输尿管端端吻合术时，可选择输尿管膀胱再植术。当狭窄段较长（大于 5 cm）不能直接进行输尿管膀胱无张力吻合时，可联合应用腰肌悬吊术，在游离膀胱两侧壁后，将膀胱顶壁肌层缝合固定于腰肌腱弓处，以弥补膀胱和输尿管残端之间长度的不足。该方法最大可满足输尿管缺损长度约为 10 cm 的再植要求。当输尿管下段缺损过长，腰肌悬吊术仍不能满足无张力吻合时，可同时加用膀胱瓣技术[5]。

笔者建议进行适当的抗反流处理，以减少膀胱输尿管反流、泌尿系统感染等并发症的发生。经典的黏膜下隧道术式是在膀胱壁外做一个长 3~4 cm 的纵行切口至肌层，再将输尿管开口与膀胱黏膜层吻合，最后将末端输尿管缝合至已切开的浆肌层内，以达到黏膜下隧道抗反流的目的；针对部分膀胱输尿管反流的患者，若输尿管膀胱连接部无梗阻，也可进行不离断输尿管的 Lich-Gregoir 术，从而减少对膀胱的损伤，减少血尿、膀胱痉挛等并发症的发生[4]。对于输尿管扩张程度较重的患者，可以采用 IUPU 改良乳头法进行再植，术中注意遵守"4TB"原则，即无张力（tension free）、不漏水（water tight）、细线吻合（thin suture）、不夹持关键吻合区域（no touch）、保护血供（blood supply），以减少术后吻合口狭窄、尿漏等并发症的发生风险[6-7]。

（李振宇　韩冠鹏　李学松）

参考文献

[1] Ding G, Cheng S, Li X, et al. Experience managing distal ureteral strictures with Boari flap-psoas hitch and comparison of open and laparoscopic procedures[J]. Transl Androl Urol, 2021, 10(1):56-65.

[2] 熊盛炜, 杨昆霖, 丁光璞, 等. 输尿管损伤外科修复治疗的研究进展[J]. 北京大学学报(医学版), 2019, 51(04):783-789.

[3] Stein R, Rubenwolf P, Ziesel C, et al. Psoas hitch and Boari flap ureteroneocystostomy[J]. BJU Int, 2013, 112(1):137-155.

[4] Riedmiller H, Gerharz EW. Antireflux surgery: Lich-Gregoir extravesical ureteric tunnelling[J]. BJU Int, 2008, 101(11):1467-1482.

[5] 蔡林, 李新飞, 程嗣达, 等. 上尿路重建手术:IUPU技术总结[J]. 现代泌尿外科杂志, 2020, 25(06):468-473.

[6] He R, Yu W, Li X, et al. Laparoscopic ureteral reimplantation with extracorporeal tailoring and direct nipple ureteroneocystostomy for adult obstructed megaureter: a novel technique[J]. Urology, 2013, 82(5):1171-1174.

[7] Zhong W, Yao L, Cui H, et al. Laparoscopic ureteral reimplantation with extracorporeal tailoring and direct nipple ureteroneocystostomy for adult obstructive megaureter: long-term outcomes and comparison to open procedure[J]. Int Urol Nephrol, 2017, 49(11):1973-1978.

第14章

康多机器人根治性前列腺切除术

第一节 经腹膜外入路根治性前列腺切除术

一、概述

前列腺癌是男性泌尿生殖系统常见的恶性肿瘤之一，其发病率和死亡率分别位列全球男性恶性肿瘤发病和死亡谱的第2位和第5位，在中国男性中分别居第6位和第7位[1]。根治性前列腺切除术（radical prostatectomy，RP）是治疗局限性和局部进展性前列腺癌最有效的方法之一。随着腹腔镜技术的不断进步，腹腔镜根治性前列腺切除术已成为RP的标准手术方式[2]，并逐步取代开放手术，但由于腹腔镜手术操作器械均为长臂且无法弯曲，在空间狭小的盆腔内操作有局限，尤其是在一些需要缝合的操作时，会带来较多不便。机器人手术系统可提供高清放大的三维立体视野，并拥有多自由度的灵活机械臂，可以完全复制甚至一定程度上超越人手及腕部的活动，且学习曲线较短，在泌尿外科的重建手术中具有极大优势。与腹腔镜根治性前列腺切除术相比，机器人辅助腹腔镜根治性前列腺切除术（robot-assisted laparoscopic radical prostatectomy，RLRP）的围术期并发症发生率更低，手术切缘阳性的风险更低，肿瘤相关尿控及勃起功能障碍的结果并无显著差异[3]。本节重点介绍康多机器人辅助腹腔镜经腹膜外入路根治性前列腺切除术。

二、手术适应证与禁忌证

手术适应证主要包括：穿刺确诊的局限性前列腺癌患者。

手术禁忌证主要包括：存在心、肺、肝、肾等器官基础疾病失代偿，严重出血倾向疾病等麻醉或手术禁忌证。

三、术前准备

1. 常规准备　血常规、尿常规、血生化及凝血功能检查，胸部 X 线片，心电图等。

2. 专科准备　包括泌尿系统超声、前列腺 MR 动态增强扫描，有条件者完善前列腺特异性膜抗原正电子发射体层成像计算机体层成像（prostate specific membrane antigen positron emission tomography/computed tomography，PSMA PET/CT）以辅助手术决策。

3. 肠道准备　术前 1 日给予无渣流质饮食。

4. 皮肤准备　常规术区备皮。

5. 物品准备　泌尿外科手术专用器械 1 套、全套康多机器人手术系统、吸引器系统及其他腹腔镜特殊器械，还包括 12 mm 和 10 mm 套管，备选物品包括腔镜纱布、引流管等材料。

四、手术步骤（视频 14-1）

1. 麻醉、体位及套管分布　患者取平卧位，气管插管静脉 - 吸入复合全身麻醉，常规消毒铺巾，留置导尿管。经腹膜外入路，套管布局采用 5 孔法（图 14-1），即在腹中线耻骨联合上方 3~4 cm 处取 2 cm 小切口，手指分离腹膜外间隙并用气囊扩张该间隙，于此孔置入 12 mm 套管，建立气腹，引入机器人 3D 腹腔镜。以此点为起始，分别向左上方和右上方（夹角呈 120°）延展 8 cm，两点各取 10 mm 小切口，均置入机械臂套管，于此两点与脐连线中点处分别取 12 mm、10 mm 小切口，置入助手套管。变换体位为头低脚高位，对接机器人 3D 腹腔镜和各机械臂，左侧机械臂套管置入马里兰双极钳，右侧机械臂套管置入单极电剪刀。

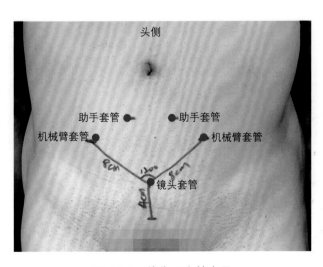

图 14-1　体位及套管布局

2. **切除前列腺及精囊**　分离显露耻骨后间隙，清除前列腺表面脂肪，暴露膀胱颈前壁与前列腺基底部交界处。打开两侧盆筋膜，游离阴茎背侧静脉复合体（dorsal vein complex，DVC）并用 2-0 倒刺线缝扎（图 14-2），另取 1 根 2-0 倒刺线将 DVC 悬吊于耻骨联合后方骨膜上。推送尿管气囊，用操作臂两侧挤压膀胱颈，从而判断膀胱颈的位置；此外，助手可牵拉膀胱前壁中线，使导尿管气囊与前列腺之间的膀胱壁塌陷，以便于辨认前列腺轮廓。在明确膀胱颈位置后，切开膀胱前壁与前列腺间隙至膀胱颈，切开前列腺尿道（图 14-3），完好保留膀胱颈，继续向后方锐性游离，见双侧精囊和输精管（图 14-4），切断输精管，游离精囊至迪氏筋膜（Denonvilliers 筋膜），切开迪氏筋膜，钝性游离至前列腺尖部，切断双侧前列腺侧韧带，如见血管则用 Hem-o-lok 夹夹闭（图 14-5）。用电剪刀切开前列腺尖部尿道，见尿管后将其取出，切断尿道，完整切除前列腺（图 14-6）。

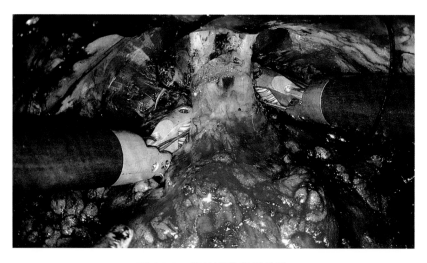

图 14-2　缝扎阴茎背深静脉

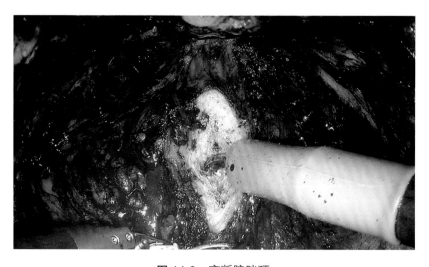

图 14-3　离断膀胱颈

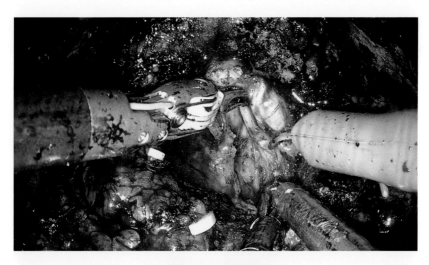

图 14-4　游离精囊

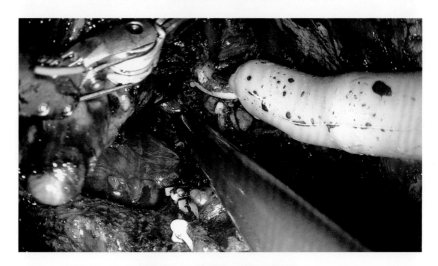

图 14-5　离断前列腺侧韧带

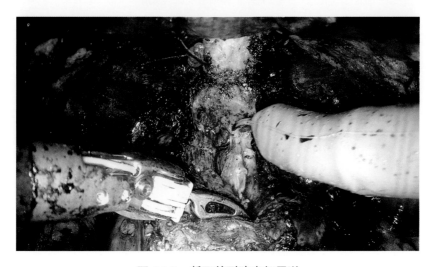

图 14-6　断开前列腺尖部尿道

3. **重建与吻合** 后方重建分两层进行，第一层使用 1 根 2-0 倒刺线将迪氏筋膜断端与尿道后正中嵴连续缝合（图 14-7）。第二层另取 1 根 2-0 倒刺线将膀胱前列腺肌及膀胱后壁黏膜与尿道后正中嵴及后壁黏膜连续缝合，注意对合膀胱颈和尿道的黏膜（图 14-8）。采用 3-0 倒刺线双针法连续缝合，吻合膀胱颈和尿道，从膀胱颈 6 点位置开始连续缝合左侧半周，再连续缝合右侧半周，直至在膀胱颈 12 点位置汇合（图 14-9）。最后，进行前方重建，继续使用 3-0 倒刺线连续缝合尿道前方的组织与膀胱颈前方的膀胱壁，使之包裹尿道吻合口（图 14-10）。

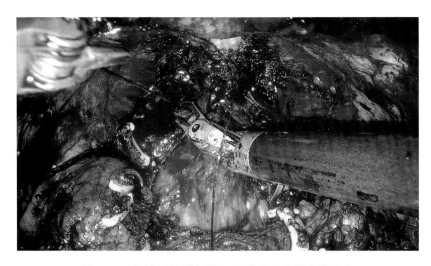

图 14-7　将迪氏筋膜断端与尿道后正中嵴连续缝合

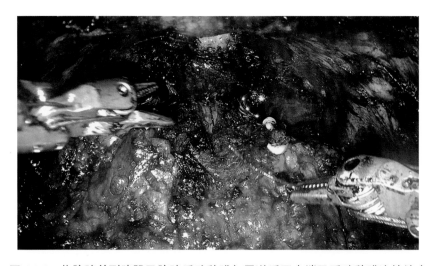

图 14-8　将膀胱前列腺肌及膀胱后壁黏膜与尿道后正中嵴及后壁黏膜连续缝合

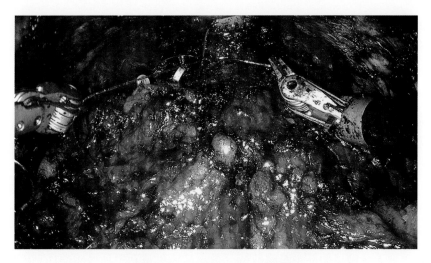

图 14-9 尿道后方第二层重建

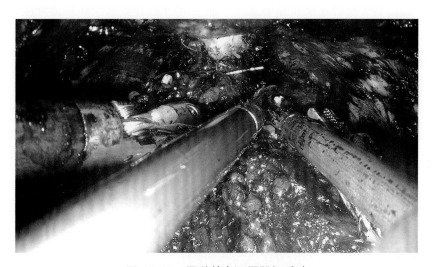

图 14-10 尿道前方逼尿肌裙重建

4. 结束手术 重新留置 F18 双腔导尿管，将切除组织置入标本袋，自脐下切口取出，耻骨后留置 F20 引流管，自右侧套管孔引出，清点器械及敷料无误后，直视下退出各个腹壁套管和腹腔镜，移开机器人手术系统。逐一关闭切口，以无菌敷料包扎，术毕。

五、术后处理

术后患者留置导尿管和吻合口周围引流管。可根据以下几方面指导患者术后恢复及随访安排。

1. 术后 3 天，若每日引流量小于 50 ml，可拔除引流管；若引流较多且减少趋势不明显，则检查引流液肌酐值，或可及早发现尿漏。

2. 若无特殊情况，导尿管可保留 2 周。

六、技术现状

RP 是治疗局限性前列腺癌的首选方式。前列腺位于男性盆腔底部，周围血管丛丰富，前列腺被切除后，术者必须在狭小的盆腔中重建尿道连续性。相比于传统腹腔镜手术，RLRP 更具优势，这主要得益于机器人手术系统的 3D 高清放大影像、多自由度的机械腕及自动滤除人手生理抖动等功能 [3]。达芬奇手术系统应用于临床已 20 余年，凭借其核心技术在医疗机器人领域长期处于垄断地位，但高昂的售价和维护费用使许多国家和地区的患者无法享受到由其提供的医疗服务。

康多机器人手术系统是我国具有自主知识产权的机器人辅助腹腔镜手术系统，具有开放式医生控制台及悬吊式床旁机械臂系统。2022 年 7 月，笔者团队报道了国产康多机器人辅助腹腔镜经腹膜外入路 RP 的前瞻性单臂临床研究，共 16 例入组，手术均由一位术者完成，均未行淋巴结清扫。所有手术均顺利完成，中位对接时间为 5.9 (2.5~11.5) min，中位控制台操作时间为 87 (70~120) min，中位膀胱尿道吻合时间为 14.4 (12.0~25.7) min，中位估计出血量为 50 (10~200) ml，中位术后住院时间为 5 (4~10) 天，拔除导尿管后 1 个月控尿率达 87.5%，未发生严重术中或术后并发症（Clavien-Dindo 分级 ≥ Ⅲ级）[4-5]。

（陈思鹭　谌　诚）

第二节　经腹腔入路根治性前列腺切除术

一、概述

前列腺癌是男性泌尿生殖系统常见的恶性肿瘤，发病率居全球男性恶性肿瘤的第 2 位，仅次于肺癌；在 103 个国家或地区，前列腺癌是导致男性死亡的首要肿瘤 [1]。在美国，有 11% 的男性在其一生中被诊断为前列腺癌 [6]。在我国，前列腺癌是最常见的泌尿男性生殖系恶性肿瘤之一。随着生活方式的改变与前列腺癌筛查的普及，其发病率由 1988 年的 1.71/10 万增至 2015 年的 10.39/10 万，居男性恶性肿瘤发病率的第 6 位 [7]。

根治性前列腺切除术是治疗局限性前列腺癌最有效的方法之一。在不影响肿瘤控制效果的前提下尽可能保护患者的尿控功能和性功能是手术追求的目标。随着机器人手术的开展，机器人辅助腹腔镜根治性前列腺切除术（RLRP）显示出明显优势，在欧美等发达国家，它正在取代腹腔镜和开放手术成为治疗前列腺癌的标准方案。进口达芬奇手术系统高昂的价格和维护费用限制了其在我国的普及，国产机器人手术系统的研发和临床应用将为前列腺癌的手术治疗提供新的替代解决方案。本节重点介绍康多机器人辅助腹腔镜经腹腔入路根治性前列腺切除术。

二、手术适应证与禁忌证

手术适应证主要包括：①对于 T_2 期以内、预期寿命大于 10 年的局限性前列腺癌患者，推荐行根治性前列腺切除术；低危及中危前列腺癌患者可采用筋膜内或筋膜间技术保留双侧神经血管束，不需要保留神经血管束的患者可行筋膜外技术；对于局限性高危前列腺癌，建议在行根治性前列腺切除术的同时行盆腔淋巴结清扫术；②对于局部进展性前列腺癌，目前尚无明确证据表明其优于根治性外放射治疗，且手术并发症发生率较高，应谨慎选择 [8]。

手术禁忌证主要包括：①患有显著增加手术或麻醉风险的疾病；②广泛的骨转移或伴其他脏器转移。

三、术前准备

1. **常规准备**　血常规、尿常规、血生化及凝血功能检查，感染性疾病筛查，胸部 X 线片，心电图等。

2. **专科准备**　包括总前列腺特异性抗原（total prostate-specific antigen，t-PSA）、睾酮及泌尿系统超声、前列腺 MR 动态增强扫描。

3. **术前准备**　常规术区备皮，术前 1 天禁食、不禁水，并行清洁灌肠，预防性应用抗生素。

四、手术步骤

1. **麻醉、体位及套管分布**　患者取仰卧、头低脚高位，将双上肢固定于躯体两侧以防止臂丛神经损伤。气管插管静脉 - 吸入复合全身麻醉，常规消毒铺巾。在无菌条件下置入导尿管 1 根。于脐下缘气腹针穿刺建立气腹，维持腹内压力 15 mmHg，经该点置入 12 mm 套管，引入机器人 3D 腹腔镜。镜头直视下在两侧腹直肌外侧缘平脐处分别穿刺 10 mm 机械臂套管，在置入过程中应避免损伤肠道等腹腔脏器。在左侧腋前线髂前上棘内上方放置一个 5 mm 助手套管，在脐和左侧腹直肌外侧缘机械臂套管中间置入一个 12 mm 助手套管。对接康多机器人手术系统。

2. **进入耻骨后间隙，显露前列腺**　在高位横向切开脐正中韧带处的腹膜，在两侧达脐内侧襞旁后向下切开呈倒"U"形（图 14-11）。腹膜切口向两侧延伸至腹股沟管深环（内口）处输精管水平，分离倒"U"形空间时应在腹壁和腹膜之间的无血管区进行，逐渐分离进入耻骨后间隙（图 14-12）。注意保护阴部副动脉，保护该动脉有助于保留术后的勃起功能。然后将膀胱向头侧牵拉，将膀胱、前列腺表面的脂肪剔除，显露前列腺、耻骨前列腺韧带和盆筋膜（图 14-13）。

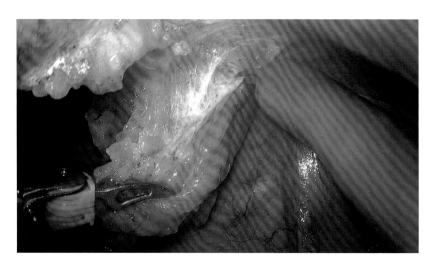

图 14-11　切开腹膜

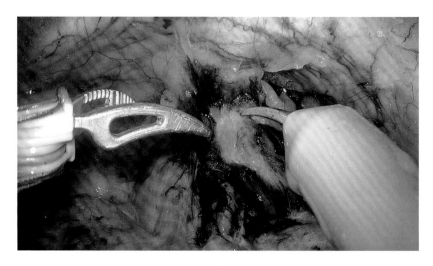

图 14-12　分离耻骨后间隙

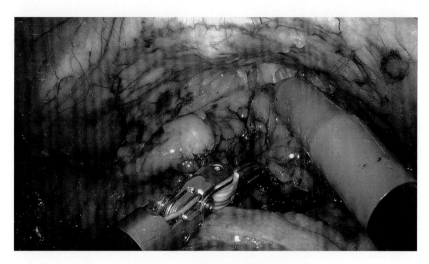

图 14-13 清除前列腺表面脂肪

　　3. 离断膀胱颈 助手可轻轻牵拉 Foley 尿管（福莱导尿管），通过水囊的活动判断膀胱颈的位置，也可用左右 2 个机械臂按压膀胱颈，以辅助判断前列腺与膀胱颈结合处。然后开始分离膀胱颈，注意仔细分辨前列腺体和膀胱颈肌层间的界限并切开（图 14-14）。分离出尿道后切开尿道前壁（图 14-15），见到导尿管后放空导尿管气囊，将导尿管退入尿道，显露膀胱颈后壁。也可由助手向腹壁方向牵拉导尿管，将前列腺向前方吊起，以帮助显露膀胱颈后壁，并继续切开后壁（图 14-16）。

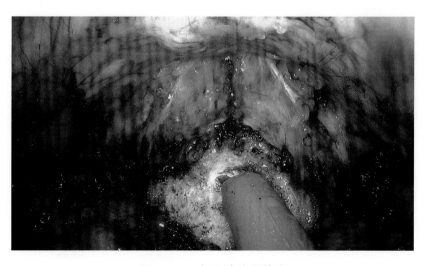

图 14-14 切开膀胱颈前壁

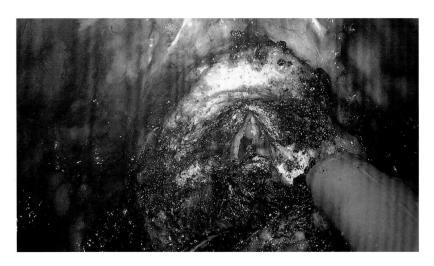

图 14-15 切开尿道前壁

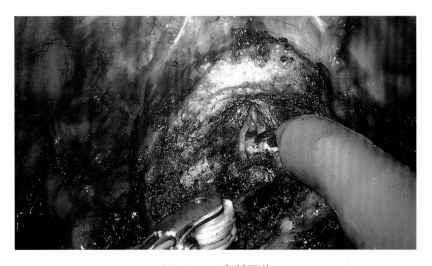

图 14-16 离断尿道

4.**游离输精管和精囊腺** 垂直向下切开膀胱颈后壁，切断后壁的逼尿肌裙后（图 14-17），显露位于其下方的输精管和精囊腺。将输精管向上牵拉，游离出部分输精管后切断（图 14-18），注意凝闭与输精管伴行的小血管。继续游离精囊腺（图 14-19），注意精囊角处的精囊腺动脉，予以电凝或用 Hem-o-lok 夹夹闭后切断。将两侧输精管和精囊向腹侧牵开后，可暴露前列腺后方的迪氏筋膜（图 14-20）。

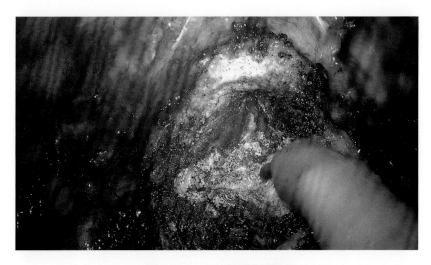

图 14-17　切开逼尿肌围裙

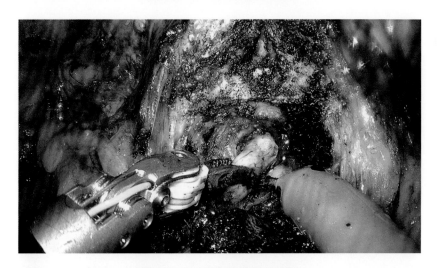

图 14-18　游离输精管并切断

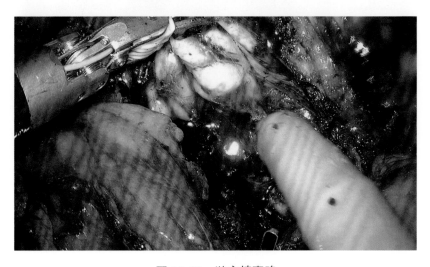

图 14-19　游离精囊腺

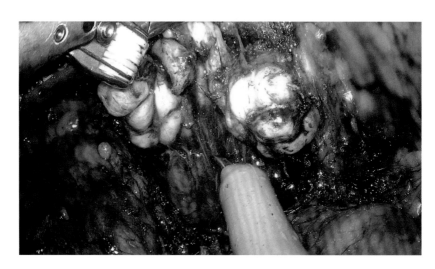

图 14-20　切开迪氏筋膜

5. 分离前列腺背侧面　根据治疗需要，可选用以下方法分离前列腺背侧面直至前列腺尖部（图 14-21）。

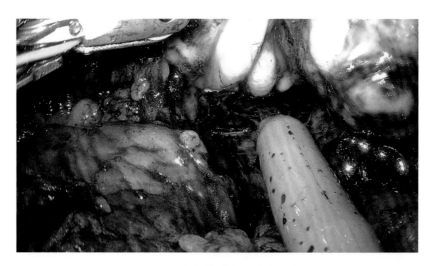

图 14-21　分离前列腺后壁直至尖部

（1）筋膜间技术：筋膜间技术是最常用的保留神经血管束的手术方式。应用该技术时，前列腺背侧的分离层面在前列腺筋膜和迪氏筋膜之间，两侧的分离层面在前列腺筋膜和盆侧筋膜之间。

（2）筋膜内技术：应用该技术时，前列腺背侧的分离层面在前列腺筋膜和迪氏筋膜之间，两侧的分离层面在前列腺筋膜内。

（3）筋膜外技术：应用该技术时，前列腺背侧的分离层面在迪氏筋膜后方和直肠前脂肪之间，两侧的切除范围包括盆内筋膜并延伸至肛提肌筋膜。

前列腺周围层次及手术游离层面解剖见图14-22。

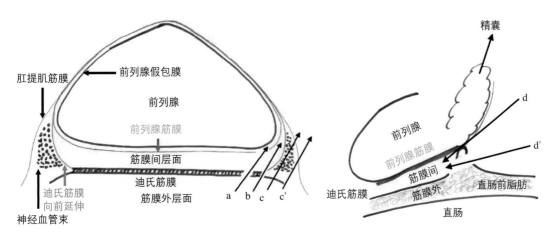

图14-22　前列腺周围层次及手术游离层面示意图

左图中a为筋膜内技术分离层面，b为筋膜间技术分离层面，c、c'为筋膜外技术分离层面（c可保留部分神经血管束，c'不保留神经血管束）；右图中d、d'为应用筋膜间技术处理前列腺背侧时的两种入路（d紧邻精囊进行分离，d'在直肠前脂肪前方进行分离）

6. 处理前列腺侧血管蒂并保留神经血管束　将精囊腺向对侧牵拉，显露前列腺侧血管蒂的位置，在处理前列腺侧血管蒂时，单极或双极电凝都有可能损伤附近的神经束，故一般采用Hem-o-lok夹处理前列腺侧血管蒂（图14-23）。切断前列腺侧血管蒂后，根据治疗需要决定是否保留神经血管束（neurovascular bundle，NVB）。筋膜间技术在前列腺筋膜和盆侧筋膜之间进行分离，采用锐性切开结合钝性剥离的方法将神经血管束与前列腺顺行剥离（图14-24、图14-25），直至前列腺尖部及尿道两侧，分离过程中尽可能不要电灼以保护神经，可能会有少量渗血，但很少需要缝合处理。筋膜内技术则紧贴前列腺表面自前列腺背侧向两侧分离，在3点和9点位置切开前列腺筋膜，将神经血管束从前列腺完全游离，直至前列腺尖部。

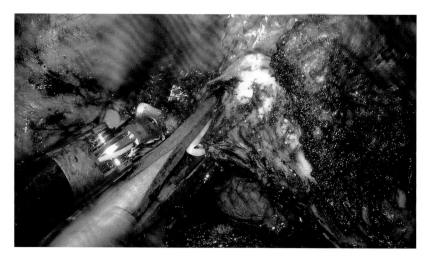

图 14-23　用 Hem-o-lok 夹夹闭并切断前列腺侧血管蒂

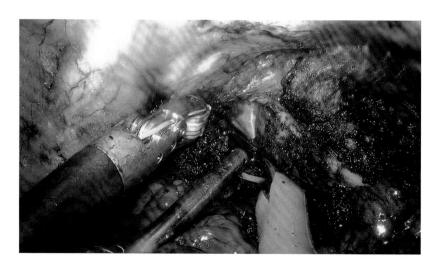

图 14-24　分离左侧神经血管束

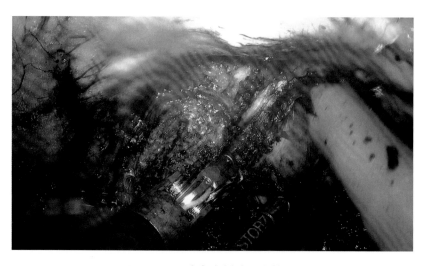

图 14-25　分离右侧神经血管束

7. **处理背侧静脉复合体，切断尿道** 将神经血管束分离后，观察前列腺尖部背侧静脉复合体的界限。将前列腺向头侧牵拉，保持一定的张力，在背侧静脉复合体近端切开（图14-26）。切开过程中如有出血，可用3-0倒刺线纵向缝合以控制出血。切断背侧静脉复合体后可见前列腺尖部与尿道（图14-27），切断尿道（图14-28），将前列腺标本移除。

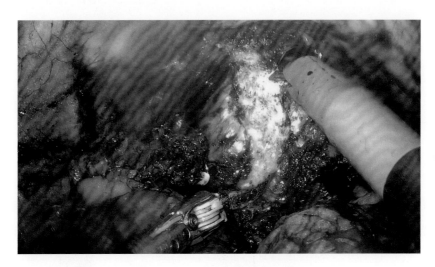

图14-26 切断背侧静脉复合体

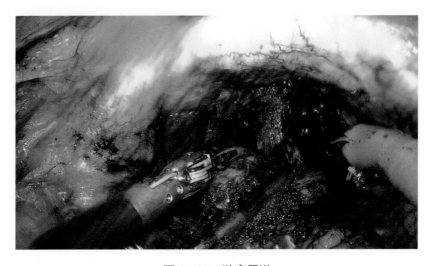

图14-27 游离尿道

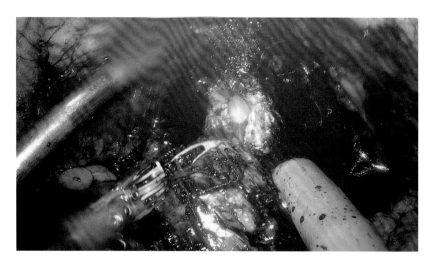

图 14-28　切断尿道

8.**膀胱颈及尿道吻合**　可选用 3-0 倒刺线自 3 点位置开始，顺时针连续缝合膀胱颈与尿道吻合口的后壁（图 14-29），在完成后壁吻合后再收紧膀胱颈和尿道之间的缝线。然后自尿道外口将 F18～F20 导尿管插入膀胱内。再连续缝合膀胱颈与尿道吻合口前壁（图 14-30）。

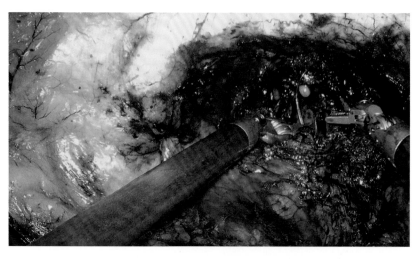

图 14-29　膀胱颈及尿道后壁吻合

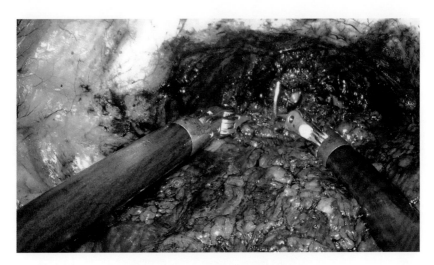

图 14-30　膀胱颈及尿道前壁吻合

也可使用 2 根 3-0 倒刺线自 6 点位置开始，分别沿顺时针和逆时针方向连续吻合膀胱颈和尿道。吻合完毕后再将 2 根缝线在前壁打结。吻合完成后进行膀胱注水试验以明确有无吻合口漏尿。

9. 放置盆腔引流管，缝合伤口　通过助手套管置入引流管。将标本装入标本袋，稍扩大切开伤口后将标本取出，逐层缝合伤口。

五、术后处理

1. 饮食与体位　患者恢复进食前，可给予静脉营养支持，一般在术后肛门排气后逐步恢复饮食。若术中有直肠损伤，则延迟恢复进食的时间。术后患者清醒后可取头高脚低位，以利于引流。

2. 预防感染　术后预防性使用抗生素。根据手术完成情况以及手术时长决定抗生素使用时间，一般为 3~5 天。若术中有直肠损伤，则需要给予大量抗厌氧菌和需氧菌的药物。

3. 盆腔引流管的拔除　保持引流通畅，术后引流量少时可拔除引流管。如引流量较多，可通过引流液肌酐值及乳糜试验辅助判断引流液性质。术中如有直肠损伤，应延迟拔除引流管。术后如有吻合口尿漏，应待其愈合后再行拔管。

4. 导尿管留置时间　根据手术方式和术中吻合情况，一般可在术后 1~2 周拔除导尿管。术后如有吻合口尿漏，应待其愈合后再行拔管。

5. 预防下肢深静脉血栓　鼓励患者术后早期进行主动及被动活动，必要时可穿下肢抗血栓弹力袜以预防深静脉血栓。

六、技术现状

机器人辅助腹腔镜根治性前列腺切除术（RLRP）已经成为治疗局限性前列腺癌的标准手术方式。在美国，80%以上的根治性前列腺切除术是通过机器人手术完成的。与传统的腹腔镜手术相比，RLRP 在精细解剖以及精准保留尿道、膀胱颈、神经血管束等重要结构方面更具优势。

在肿瘤控制、尿控功能恢复及性功能保护三个方面都取得成功（三连胜）是根治性前列腺切除术追求的目标。目前在保留性神经方面主要采用筋膜间技术和筋膜内技术[9]。其中筋膜内技术不需要切开盆筋膜，不离断耻骨前列腺韧带或结扎背侧静脉复合体，因此，无论是在性功能保护还是在尿控功能恢复方面都更有优势。VIP（Vattikuti Institute Prostatectomy）技术由 Menon 等[10] 提出，通过术中不打开盆筋膜、保留两侧神经血管束以及面纱（veil of Aphrodite）技术等术式改进以保护患者术后的尿控功能和性功能。以往有报道显示，采用 VIP 技术，在术前勃起功能正常的患者中，93% 的患者术后可完成性交，51% 的患者可恢复术前勃起功能。

在尿控功能的保护方面，研究人员也进行了诸多技术改进，包括尽量保留尿道长度、保护耻骨前列腺韧带、进行前重建或后重建技术以及膀胱颈部重建等[11-14]；此外，术中对耻骨后间隙的保护也越来越受到重视，这对减少尿失禁具有重要作用[15]。Hood 技术则通过保留逼尿肌裙、耻骨前列腺韧带及盆内筋膜等改善术后尿控[16]。

康多机器人手术系统以其灵活的机械臂及 3D 高清视野为根治性前列腺切除术中的复杂操作提供了很大帮助。相较普通腹腔镜手术，机器人手术的分离操作更加精细灵活，有利于对重要结构的保护。具有 7 个自由度的机械臂可使膀胱颈尿道吻合更加容易，并能缩短学习曲线，改进手术效果。北京大学第一医院泌尿外科报道了应用康多机器人手术系统完成的 16 例根治性前列腺切除术，初步证实了该系统的安全性和有效性[4]。北京协和医院联合北京大学第一医院已完成康多机器人手术系统与达芬奇手术系统的头对头、前瞻性随机对照试验，进一步证明了康多机器人手术系统在根治性前列腺切除术中的安全性和有效性。

（叶子兴　徐维锋　纪志刚）

第三节　盆腔淋巴结清扫术

一、概述

盆腔淋巴结清扫术（pelvic lymph node dissection，PLND）是目前诊断前列腺癌 N 分期的标准方法 [17]。尽管 PSMA PET/CT 等分子影像技术已被应用于评估淋巴结转移情况，从而更好地辅助前列腺癌患者的术前诊断，但其灵敏度仍不够高，尤其是对于直径较小的淋巴结转移灶 [18-19]。目前认为，淋巴结转移风险高于 7% 的患者应进行 PLND [17,20]。对于中高危局限期前列腺癌患者，笔者团队采用头低位进行机器人辅助腹腔镜 PLND，清扫范围包括双侧髂外淋巴结、髂内淋巴结及闭孔淋巴结。

二、手术适应证与禁忌证

手术适应证主要包括：穿刺确诊的中高危局限性前列腺癌患者。

手术禁忌证主要包括：存在心、肺、肝、肾等器官基础疾病失代偿，严重出血倾向疾病等麻醉或手术禁忌证。

三、术前准备

1. **常规准备**　血常规、尿常规、血生化及凝血功能检查，胸部 X 线片，心电图等。

2. **专科准备**　包括泌尿系统超声、前列腺 MR 动态增强扫描，有条件者完善 PSMA PET/CT 以辅助手术决策。

3. **肠道准备**　术前 1 日给予无渣流质饮食。

4. **皮肤准备**　常规术区备皮。

5. **物品准备**　泌尿外科手术专用器械 1 套、全套康多机器人手术系统、吸引器系统及其他腹腔镜特殊器械，还包括 12 mm 和 10 mm 套管，备选物品包括腔镜纱布、引流管等材料。

四、手术步骤（视频 14-2）

1. **麻醉、体位及套管分布**　患者取平卧位，气管插管静脉 - 吸入复合全身麻醉，常规消毒铺巾，留置导尿管。经腹膜入路，套管布局采用 5 孔法（图 14-31），即于脐上 1~2 cm 处取 2 cm 小切口，使用气腹针穿刺建立气腹后，经此孔置入 12 mm 套管，引入机器人 3D 腹腔镜。于脐下 2 cm 水平前正中线旁开 10 cm 处左右两侧分别取 10 mm 小切口，均置入机械臂套管。于此两点与脐之间的上腹部左右两侧分别取 12 mm 小切口，置入助手套管。变换体位为头低脚高位，对接机器人 3D 腹腔镜和各机械臂，左侧机械臂套管置入马里兰双极钳，右侧机械臂套管置入单极电剪刀。

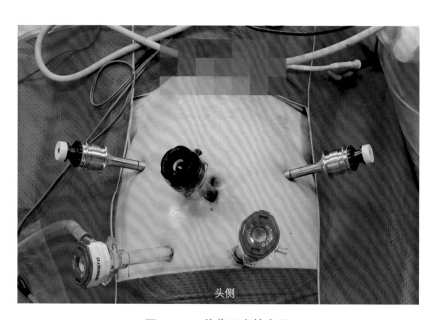

图 14-31　体位及套管布局

2. **盆腔淋巴结清扫术** 先清扫左侧盆腔淋巴结，在充分游离乙状结肠后，于乙状结肠外侧沿髂血管打开左侧后腹膜（图 14-32）。沿左侧脐内侧韧带的外沿继续切开并向深处分离，过程中切断输精管（图 14-33），注意寻找髂外动脉并保护输尿管。沿髂外动脉表面切开血管鞘，近端至输尿管水平，切除髂外动脉前方、外侧及髂外动静脉之间的髂外淋巴

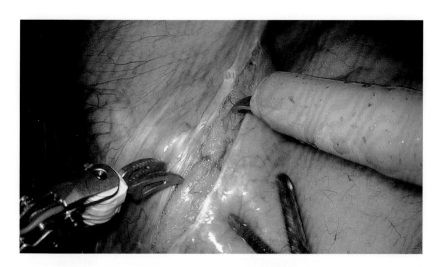

图 14-32 打开左侧后腹膜

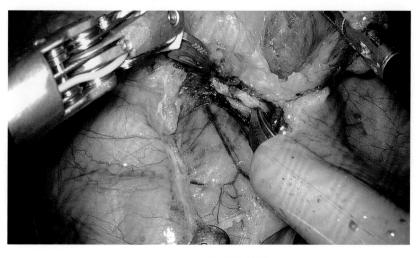

图 14-33 切断输精管

结（图14-34）。之后一并清扫髂内淋巴结及闭孔淋巴结，沿髂外静脉表面内侧继续向深处游离淋巴及脂肪组织，在向深处分离过程中可见闭孔神经，周围常伴行闭孔动静脉，应注意保护（图14-35）。髂总动脉旁淋巴结、骶前淋巴结不做常规清扫。处理右侧盆腔淋巴结时，于右侧输尿管跨髂血管处切开后腹膜，同法清扫右侧盆腔淋巴结。

3. **结束手术** 步骤同本章第一节。

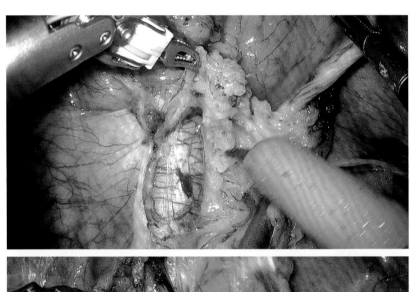

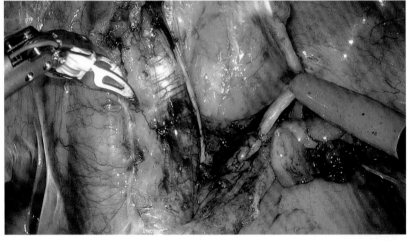

图 14-34　清扫髂外淋巴结

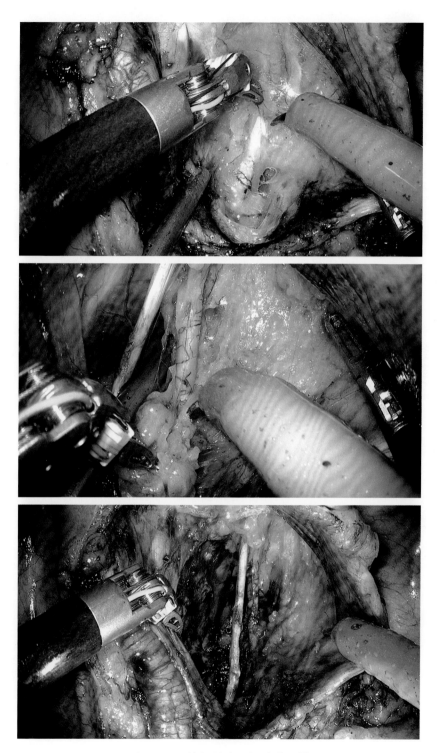

图 14-35 清扫髂内及闭孔淋巴结

五、术后处理

术后患者留置导尿管和吻合口周围引流管。可根据以下几方面指导患者术后恢复及随访安排。

1. 术后 3 天，若每日引流量小于 50 ml，可拔除引流管。

2. 若无特殊情况，导尿管可保留 2 周。

六、技术现状

淋巴结转移是导致根治性前列腺切除术后生化复发的主要原因 [21]。前列腺淋巴引流从前列腺包膜起源，主要来自髂外和髂内动脉及闭孔旁区域。尽管有研究表明，根治性前列腺切除术中进行 PLND 并不能改善肿瘤相关预后与生存 [22]，但 PLND 仍是目前诊断前列腺癌 N 分期的标准方法，为前列腺癌的分期及预后提供了重要信息 [17]。

标准盆腔淋巴结清扫术（standard pelvic lymph node dissection，sPLND）区域包括髂外动脉、闭孔神经及髂内动脉区域，而扩大盆腔淋巴结清扫术（extended pelvic lymph node dissection，ePLND）在其基础上还包括髂总淋巴结及骶前淋巴结区域。尽管有研究表明，ePLND 可提高淋巴结转移的检出率，同时可以清除微转移灶，具有潜在的治疗效果，但 ePLND 的并发症发生率较 sPLND 显著升高，主要包括淋巴漏、淋巴囊肿、闭孔神经损伤、输尿管损伤、静脉血栓形成及肺栓塞等 [23-24]。机器人手术系统可提供放大 10~15 倍的 3D 高清视野，更有利于高效地分离、结扎，同时能够有效过滤医生手部抖动，使操作更加精细，避免手术副损伤。因此，笔者所在中心对中高危的局限性前列腺癌患者选择机器人辅助腹腔镜 sPLND，在清扫盆腔淋巴结的同时，可降低相关并发症的风险。

（陈思鹭　谌诚）

参考文献

[1] Sung H, Ferlay J, Siegel RL, et al. Global Cancer Statistics 2020: GLOBOCAN Estimates of Incidence and Mortality Worldwide for 36 Cancers in 185 Countries[J]. CA Cancer J Clin, 2021, 71(3):209-249.

[2] Magheli A, Busch J, Leva N, et al. Comparison of surgical technique (open vs. laparoscopic) on pathological and long term functional outcomes following radical prostatectomy[J]. BMC Urol, 2014, 14:18.

[3] Ramsay C, Pickard R, Robertson C, et al. Systematic review and economic modelling of the relative clinical benefit and cost-effectiveness of laparoscopic surgery and robotic surgery for removal of the prostate in men with localised prostate cancer[J]. Health Technol Assess, 2012, 16(41):1-313.

[4] Fan S, Zhang Z, Wang J, et al. Robot-Assisted Radical Prostatectomy Using the KangDuo Surgical Robot-01 System:A Prospective, Single-Center, Single-Arm Clinical Study[J]. J Urol, 2022, 208(1):119-127.

[5] 王杰, 张中元, 郝瀚, 等. 国产康多手术机器人辅助腹腔镜根治性前列腺切除术[J]. 中华腔镜外科杂志 (电子版), 2021, 14(05):318-320.

[6] Siegel RL, Miller KD, Jemal A. Cancer statistics, 2018[J]. CA Cancer J Clin, 2018, 68(1):7-30.

[7] 赫捷. 2018中国肿瘤登记年报[M]. 北京:人民卫生出版社, 2019.

[8] 黄健, 王建业, 孔垂泽, 等. 中国泌尿外科和男科疾病诊断治疗指南:2019版[M]. 北京:科学出版社, 2020.

[9] Martínez-Piñeiro L. Prostatic fascial anatomy and positive surgical margins in laparoscopic radical prostatectomy[J]. Eur Urol, 2007, 51(3):598-600.

[10] Menon M, Shrivastava A, Kaul S, et al. Vattikuti Institute prostatectomy: contemporary technique and analysis of results[J]. Eur Urol, 2007, 51(3):648-658.

[11] Tewari AK, Bigelow K, Rao S, et al. Anatomic restoration technique of continence mechanism and preservation of puboprostatic collar: a novel modification to achieve early urinary continence in men undergoing robotic prostatectomy[J]. Urology, 2007, 69(4):726-731.

[12] Kojima Y, Takahashi N, Haga N, et al. Urinary incontinence after robot-assisted radical prostatectomy: pathophysiology and intraoperative techniques to improve surgical outcome[J]. Int J Urol, 2013, 20(11):1052-1063.

[13] Rocco F, Carmignani L, Acquati P, et al. Early continence recovery after open radical prostatectomy with restoration of the posterior aspect of the rhabdosphincter[J]. Eur Urol, 2007, 52(2):376-383.

[14] Choi SK, Park S, Ahn H. Randomized clinical trial of a bladder neck plication stitch during robot-assisted radical prostatectomy[J]. Asian J Androl, 2015, 17(2):304-308.

[15] Galfano A, Di Trapani D, Sozzi F, et al. Beyond the learning curve of the Retzius-sparing approach for robot-assisted laparoscopic radical prostatectomy: oncologic and functional results of the first 200 patients with ≥ 1 year of follow-up[J]. Eur Urol, 2013, 64(6):974-980.

[16] Wagaskar VG, Mittal A, Sobotka S, et al. Hood Technique for Robotic Radical Prostatectomy-Preserving Periurethral Anatomical Structures in the Space of Retzius and Sparing the Pouch of Douglas, Enabling Early Return of Continence Without Compromising Surgical Margin Rates[J]. Eur Urol, 2021, 80(2):213-221.

[17] Mottet N, van den Bergh R, Briers E, et al. EAU-EANM-ESTRO-ESUR-SIOG Guidelines on Prostate Cancer-2020 Update. Part 1: Screening, Diagnosis, and Local Treatment with Curative Intent[J]. Eur Urol, 2021, 79(2):243-262.

[18] Perera M, Papa N, Roberts M, et al. Gallium-68 Prostate-specific Membrane AntigenPositron Emission Tomography inAdvanced Prostate Cancer-Updated Diagnostic Utility, Sensitivity, Specificity, and Distribution of Prostate-specific Membrane Antigen-avid Lesions: A Systematic Review and Meta-analysis[J]. Eur Urol, 2020, 77(4):403-417.

[19] van Kalmthout L, van Melick H, Lavalaye J, et al. Prospective Validation of Gallium-68 Prostate Specific Membrane Antigen-PositronEmission Tomography/Computerized Tomography for Primary Staging of ProstateCancer[J]. J Urol, 2020, 203(3):537-545.

[20] Gandaglia G, Martini A, Ploussard G, et al. External Validation of the 2019 Briganti Nomogram for the Identification of Prostate Cancer Patients Who Should Be Considered for an Extended Pelvic Lymph Node Dissection[J]. Eur Urol, 2020, 78(2):138-142.

[21] Marra G, Valerio M, Heidegger I, et al. Management of Patients with Node-positive Prostate Cancer at RadicalProstatectomy and Pelvic Lymph Node Dissection: A Systematic Review[J]. Eur Urol Oncol, 2020, 3(5):565-581.

[22] Fossati N, Willemse PM, van den Broeck T, et al. The Benefits and Harms of Different Extents of Lymph Node Dissection During Radical Prostatectomy for Prostate Cancer: A Systematic Review[J]. Eur Urol, 2017, 72(1):84-109.

[23] Choo MS, Kim M, Ku JH, et al. Extended versus Standard Pelvic Lymph Node Dissection in Radical Prostatectomy on Oncological and Functional Outcomes: A Systematic Review and Meta-Analysis[J]. Ann Surg Oncol, 2017, 24(7):2047-2054.

[24] Yuh BE, Ruel NH, Mejia R, et al. Standardized comparison of robot-assisted limited and extended pelviclymphadenectomy for prostate cancer[J]. BJU Int, 2013, 112(1):81-88.

第15章
康多机器人根治性膀胱切除术

一、概述

膀胱癌（bladder cancer，BC）是泌尿系统常见的恶性肿瘤，其发病率在世界范围内居恶性肿瘤的第9位，在男性中居第7位，其死亡率居恶性肿瘤的第13位[1]。数据显示，2015年，我国膀胱癌的发病率为5.80/10万，居全身恶性肿瘤的第13位，其中男性发病率为8.83/10万，居第7位，女性发病率为2.61/10万，居第17位；死亡率为2.37/10万，居全身恶性肿瘤的第13位，其中男性死亡率为3.56/10万，居第11位，女性死亡率为1.11/10万，居第16位[2-3]。根据肿瘤的浸润深度，可以将其分为肌层浸润性膀胱癌与非肌层浸润性膀胱癌。

新辅助化疗后行根治性膀胱切除术（radical cystectomy，RC）及盆腔淋巴结清扫是治疗肌层浸润性膀胱癌的标准术式，同时也适用于一些高危或多次复发的非肌层浸润性膀胱癌的治疗[4]。随着腹腔镜技术的不断进步，腹腔镜根治性膀胱切除术（laparoscopic radical cystectomy，LRC）的可行性、围术期治疗效果、安全性等已经得到证实。但由于腹腔镜手术操作器械均为长臂且无法弯曲，在狭小的盆腔内操作有局限，尤其是在一些需要缝合的操作时，会带来较多不便。

达芬奇手术系统具有高清放大的三维立体视野，并拥有7个自由度的灵活机械臂，可以完全复制甚至一定程度上超越人手及腕部的活动，另外其学习曲线较短，在泌尿外科的重建手术如根治性前列腺切除术、肾部分切除术、肾盂输尿管离断成形术等手术中具有极大优势。根据国外的随机对照试验及系统回顾结果，达芬奇机器人辅助腹腔镜根治性膀胱切除术与开放手术相比，尽管手术时间较长，但出血量少、严重手术并发症发生率低、患者恢复快，并且术后2年无进展生存率不低于开放手术[5-7]。但达芬奇手术系统造价及耗材昂贵，增加了患者的经济负担，因而影响了该手术方式的推广。

康多机器人手术系统是一种高级腹腔镜手术平台，由医生控制台、机械臂系统及影像系统三部分组成。其开放式的医生控制台和较低的设备费用使其相较达芬奇机器人具有一定的优势。本章重点介绍康多机器人手术系统应用于根治性膀胱切除术的技术详解，旨在提供复杂泌尿系统肿瘤治疗手段的临床经验。

二、手术适应证与禁忌证

手术适应证主要包括：①病理学诊断明确的肌层浸润性膀胱癌（≥T_2 期）；②病理学诊断明确的高危或多次复发的非肌层浸润性膀胱癌（T_{is}、T_a 和 T_1 期）；③术前影像学检查未提示远处转移。

手术禁忌证主要包括：①急性感染者；②存在严重的心脑血管疾病、血液系统疾病、免疫系统疾病及糖尿病等基础疾病且病情未控制，无法达到麻醉条件或手术标准者；③既往有腹盆腔手术史、腹盆腔粘连严重者；④妊娠期妇女。

三、术前准备

1. **常规准备**　血常规、尿常规、血生化及凝血功能检查，感染性疾病筛查，胸部 X 线片，心电图等。

2. **专科准备**　完善影像学检查，包括泌尿系统超声、泌尿系统 CT 增强扫描、泌尿系统 MR 增强扫描（图 15-1）。完善尿细胞学检查、尿荧光原位杂交（fluorescence in situ hybridization，FISH）检测、膀胱镜活检或末次经尿道膀胱肿瘤切除术（transurethral resection of bladder tumor，TURBT）后病理检查以明确诊断。有条件者完善全身骨显像、PET/CT 等进一步明确全身情况。

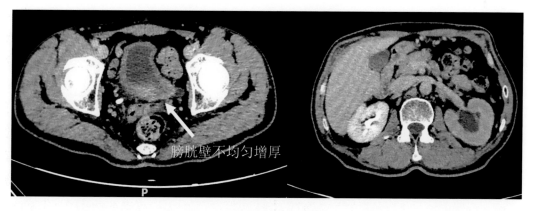

图 15-1　术前泌尿系统 CT 增强扫描，可见膀胱壁不均匀增厚，左后壁为著，左侧输尿管及肾盂肾盏扩张积水

3. **肠道准备**   术前 1 日给予无渣流质饮食，术前晚口服泻药。

4. **皮肤准备**   常规术区备皮。

5. **物品准备**   泌尿外科手术专用器械 1 套、全套康多机器人手术系统、吸引器系统及其他腹腔镜特殊器械、直线切割闭合器（GIA），还包括 12 mm 和 10 mm 套管，F7 输尿管支架管及超滑导丝，4-0、5-0 薇乔线，3-0、0 号倒刺线，4-0 可吸收倒刺缝线，腔镜纱布，引流管及导尿管等材料。

四、手术步骤（视频 15-1）

1. **麻醉、体位及套管分布**   患者取平卧位，气管插管静脉 - 吸入复合全身麻醉，常规消毒铺巾，留置导尿管。脐上取小切口，切开腹壁各层，置入气腹针，维持腹内压力 14 mmHg，置入 12 mm 镜头套管，引入机器人 3D 腹腔镜。于脐上镜头套管水平左右两侧旁开 10 cm、下移 2 cm 对称取小切口，在镜头直视下穿刺 10 mm 机械臂套管。直视下分别于左右两侧上腹锁骨中线肋缘下置入 12 mm 助手套管（图 15-2）。机械臂旋转方向后，镜头臂自患者左侧对接。左侧机器人套管引入窗式双极钳，右侧机器人套管引入单极电剪刀、备大小持针钳各一。

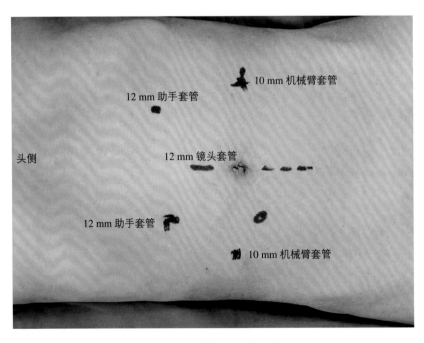

图 15-2   体位及套管布局

2. 全膀胱切除 在左侧输尿管表面切开左侧后腹膜，向远侧游离左侧输尿管，分离至靠近输尿管膀胱壁内段，用 Hem-o-lok 夹结扎后切断；同法切开右侧后腹膜，处理右侧输尿管（图 15-3）。切开腹膜反折，分离直肠膀胱间隙至精囊后方；切开迪氏筋膜（Denonvilliers 筋膜），分离前列腺后方至尿道后缘（图 15-4）。沿闭锁的脐动脉外侧在无血管层面分离膀胱左右侧直达盆筋膜。游离膀胱上动脉，结扎离断，左右两侧膀胱侧韧带用 Hem-o-lok 夹夹闭后离断。处理膀胱前方到耻骨后间隙，分离前列腺前方及两侧，切断耻骨前列腺韧带，使用 0 号倒刺线 8 字缝扎背侧静脉复合体（DVC）。进一步分离前列腺背侧至尖部，解剖出尿道，封闭尿道后切断，使用 0 号倒刺线缝扎封闭尿道断端（图 15-5～图 15-7）。最后将膀胱、前列腺置入标本袋，暂置于患者腹腔内。

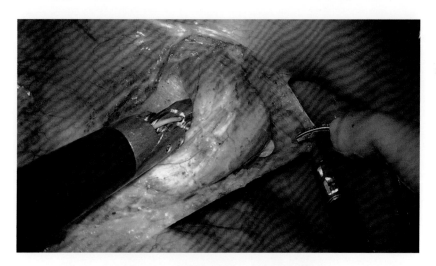

图 15-3 切开后腹膜，游离输尿管

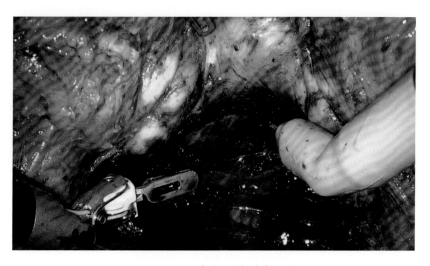

图 15-4 分离直肠前列腺间隙

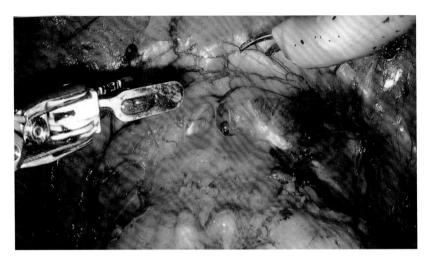

图 15-5　分离耻骨后间隙

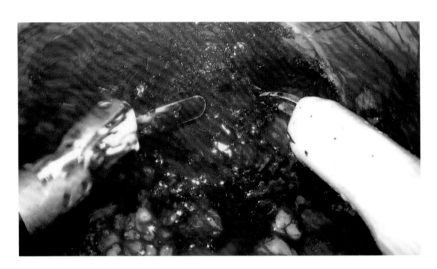

图 15-6　显露尿道

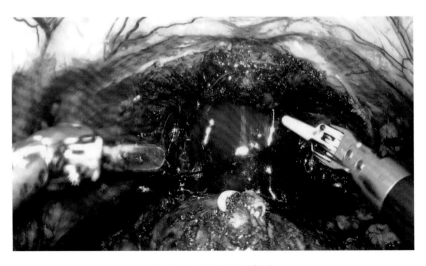

图 15-7　缝扎尿道断端

3. **盆腔淋巴结清扫** 充分游离显露右侧髂血管及闭孔神经，依次清扫右侧髂外、髂内及闭孔淋巴结。清扫范围：外侧清扫至生殖股神经，内侧清扫至闭孔神经，远侧清扫至旋髂静脉，近侧清扫至髂总动脉分叉。同法处理左侧盆腔淋巴结（图 15-8）。完成清扫后将切除的淋巴结标本也置于标本袋内，退出各个腹壁套管及腹腔镜，撤出机器人手术系统。

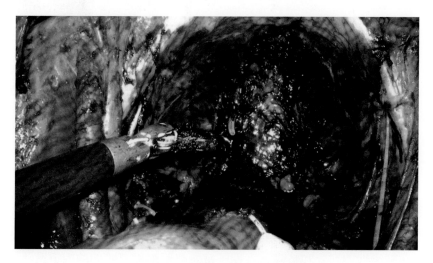

图 15-8 双侧盆腔淋巴结清扫后

4. **体外小切口行回肠通道术** 脐下取小切口，逐层切开进入腹腔，取出标本袋。找到双侧输尿管末端，置入 F7 输尿管支架管，左侧输尿管自腹膜后间隙引至右侧。距回盲瓣约 20 cm 处选取一段长约 15 cm 的回肠，用 LigaSure（结扎速血管闭合系统）处理肠系膜，用 GIA 侧侧法吻合回肠断端，3-0 可吸收线浆肌层包埋吻合口，连续缝合关闭小肠系膜裂口。用 4-0 可吸收线并腔缝合双侧输尿管，并与回肠通道输出袢顺肠蠕动方向吻合。自回肠通道引出双侧输尿管支架管，检查无渗漏，吻合无张力。右下腹取圆形小切口，逐层切开至腹腔，固定腹膜于腹直肌前鞘表面；自小切口将回肠通道输出袢引出体外，固定于周围腹膜与腹直肌前鞘外翻缝合，使之呈"乳头样"。妥善固定各支架管，冲洗创面，检查术野无活动性出血，置入可吸收止血纱布；盆腔留置 F20 引流管，从侧腹壁引出并固定引流管，清点器械及敷料无误后，逐一关闭切口，以无菌敷料包扎，术毕。

五、术后处理

术后患者留置多种管路，包括双侧输尿管支架管和盆腔引流管，并永久佩戴回肠膀胱造口袋。可根据以下几方面指导患者术后恢复及随访安排。

1. 术后患者需经中心静脉肠外营养（central parenteral nutrition，CPN），术后 3~5 天，

恢复肛门排气后才始给予流质饮食，根据有无腹胀情况逐步恢复饮食。

2. 术后 5~7 天，若每日引流量少、引流液清亮，可拔除引流管；如果引流量较多且减少趋势不明显，则检查引流液肌酐值，或可及早发现尿漏或淋巴漏，并根据情况延长引流管留置时间。

3. 术后监测尿量及其性质，必要时行 KUB 检查以确定输尿管支架管位置合适，并于术后 1~2 个月拔除。

4. 腹壁切口术后常规换药、拆线，并进行回肠造瘘口护理。

5. 术后 1 年内每 3 个月、之后每 6 个月复查血常规、血生化及尿常规等指标，并进行泌尿系统超声、胸部 CT 平扫、泌尿系统 CT 增强或 MR 增强扫描等影像学检查，对手术并发症及肿瘤复发转移情况进行评估。上述复查需要终身坚持。

六、技术现状

对于罹患肌层浸润性膀胱癌或高危非肌层浸润性膀胱癌的患者，行膀胱根治性切除合并尿流改道手术操作步骤复杂且精细，手术难度较大。术中除了需要完整切除患者膀胱及周围结构，包括男性前列腺和精囊，女性子宫、双侧附件及毗邻的阴道壁，还需要进行双侧盆腔淋巴结清扫。切除膀胱后需要综合患者情况选择适合的尿流改道方式，常见的方式有输尿管皮肤造口、构建回肠通道、构建原位新膀胱等 [8]。相比传统的腹腔镜手术，机器人辅助腹腔镜手术在提供视野深度和精细操作条件等方面具有明显优势，可以减少术中出血、缩短住院时间、降低围术期并发症的发生率，适用于根治性膀胱切除术 [9-12]。

在既往的达芬奇机器人辅助根治性膀胱切除术中，许多术者往往先进行双侧盆腔淋巴结清扫，再进行膀胱全切。然而第一代康多机器人 SR-01 缺少第四臂，因此术者选择先切除膀胱，将其置入标本袋并暂留于腹腔中，以获得较充足的操作空间，再行双侧盆腔淋巴结清扫。

康多机器人同样能为术中保留神经血管束提供条件，使部分患者得以保留性功能。康多机器人的医生控制台采用开放式设计，并提供 3D 放大视野，一方面能较好保证前列腺周围精细血管神经结构的高度可视化，便于最大程度保留周围组织，另一方面能使术者在术中自然活动颈部，以减轻长时间手术操作后的疲劳感。

上文以男性患者为例对手术步骤进行了详解，在女性患者中，需常规切除膀胱、子宫、双侧附件和阴道前壁。主要步骤如下：术中将浸泡过聚维酮碘的海绵棒置于阴道内，并向阴道内、上方和前方推入，以便于识别阴道顶端的宫颈；切开直肠子宫陷凹，在阴道后或宫颈下方做一个切口；使用 LigaSure 处理双侧膀胱侧蒂以及阴道前壁；使用 Hem-o-lok 夹固定尿道并分离；最后，将完整标本置入 130 mm 的标本取物袋以免肿瘤外溢，并闭合阴道。

　　本章中的男性病例在切除膀胱后通过回肠通道的方式进行尿流改道，但回肠通道是通过体外小切口构建的，并未借助机器人手术系统在体腔内进行肠道处理及吻合。未来随着康多机器人根治性膀胱切除手术技术的进一步成熟及发展，康多机器人手术系统在体腔内尿流改道及回肠原位新膀胱构建中的应用及技术详解将进一步得到总结。

（黄亦巍　应沂岑　唐　琦　郝　瀚）

参考文献

[1] Ferlay J, Soerjomataram I, Dikshit R, et al. Cancer incidence and mortality worldwide: sources, methods and major patterns in GLOBOCAN 2012[J]. Int J Cancer, 2015, 136(5):E359-386.

[2] Chen W, Zheng R, Baade PD, et al. Cancer statistics in China, 2015[J]. CA Cancer J Clin, 2016, 66(2):115-132.

[3] Chen W, Zheng R, Zhang S, et al. Cancer incidence and mortality in China, 2013[J]. Cancer Lett, 2017, 401:63-71.

[4] Gakis G, Efstathiou J, Lerner SP, et al. ICUD-EAU International Consultation on Bladder Cancer 2012: Radical cystectomy and bladder preservation for muscle-invasive urothelial carcinoma of the bladder[J]. Eur Urol, 2013, 63(1): 45-57.

[5] Parekh DJ, Reis IM, Castle EP, et al. Robot-assisted radical cystectomy versus open radical cystectomy in patients with bladder cancer (RAZOR): an open-label, randomised, phase 3, non-inferiority trial[J]. Lancet, 2018, 391(10139):2525-2536.

[6] Bochner BH, Dalbagni G, Marzouk KH, et al. Randomized Trial Comparing Open Radical Cystectomy and Robot-assisted Laparoscopic Radical Cystectomy: Oncologic Outcomes[J]. Eur Urol, 2018, 74(4):465-471.

[7] Bochner BH, Dalbagni G, Sjoberg DD, et al. Comparing Open Radical Cystectomy and Robot-assisted Laparoscopic Radical Cystectomy: A Randomized Clinical Trial[J]. Eur Urol, 2015, 67(6):1042-1050.

[8] Leow JJ, Bedke J, Chamie K, et al. SIU-ICUD consultation on bladder cancer: treatment of muscle-invasive bladder cancer[J]. World J Urol, 2019, 37(1):61-83.

[9] Novara G, Catto JWF, Wilson T, et al. Systematic review and cumulative analysis of perioperative outcomes and complications after robot-assisted radical cystectomy[J]. Eur Urol, 2015, 67(3): 376-401.

[10] Venkatramani V, Reis IM, Castle EP, et al. Predictors of Recurrence, and Progression-Free and Overall Survival following Open versus Robotic Radical Cystectomy: Analysis from the RAZOR Trial with a 3-Year Followup[J]. J Urol, 2020, 203(3):522-529.

[11] Wilson TG, Guru K, Rosen RC, et al. Best practices in robot-assisted radical cystectomy and urinary reconstruction: recommendations of the Pasadena Consensus Panel[J]. Eur Urol, 2015, 67(3):363-375.

[12] Khetrapal P, Wong JKL, Tan WP, et al. Robot-assisted Radical Cystectomy Versus Open Radical Cystectomy: A Systematic Review and Meta-analysis of Perioperative, Oncological, and Quality of Life Outcomes Using Randomized Controlled Trials[J]. Eur Urol, 2023, 84(4):393-405.

第16章

康多机器人远程手术

第一节 5G+ 固网专线远程肾盂成形术

一、概述

2019 年，新冠肺炎疫情的暴发给患者就医带来了诸多不便，同时，医疗机构在疫情防控方面也面临重大挑战。在这场抗击新冠肺炎疫情的战役中，远程诊疗技术扮演着重要角色[1]。远程手术可通过机器人手术系统对异地患者进行实时手术操作。

2001 年，Marescaux 等[2] 使用 Zeus 机器人手术系统通过海底跨洋光缆完成了跨大西洋的"Lindbergh 手术"。远程手术要求操作信号实时传输以及手术画面实时转播。5G 技术即第五代移动通信技术，具有大带宽、高速率、低延迟的显著优势，该技术的出现推动了远程手术的进一步发展。结合我国基本国情，笔者团队选择了跨运营商"5G+ 固网"的网络设计，尽可能还原现阶段远程手术应用的实际场景。同时基于安全考虑，设计了双控制台远程手术系统。此外，肾盂成形术的手术操作时间紧迫性不强，对远程手术的延迟包容性好，因此在术式方面，笔者团队选择了肾盂成形术作为最初的术式探索。

二、手术适应证与禁忌证

手术适应证主要包括：①肾盂输尿管连接部梗阻，利尿肾动态显像提示输尿管梗阻存在且 $t_{1/2} > 20$ min；②有上尿路梗阻相关的临床症状（腰痛、继发感染、结石等）、肾积水难以控制或出现肾功能损伤；③不宜行输尿管镜下内切开、输尿管镜下球囊扩张等腔内治疗或采用腔内治疗方法失败；④因特殊原因隔离等不能及时完成手术。

手术禁忌证主要包括：①肾内型肾盂者；②存在心、肺、肝、肾等器官基础疾病失代偿，严重出血倾向疾病等麻醉或手术禁忌证；③控制不佳的泌尿系感染；④肾积水导致严重肾功能损害的患者，需先行输尿管支架置入或肾造瘘术，待肾功能好转后再行修复手术。

三、术前准备

1. **常规准备** 血常规、尿常规、血生化及凝血功能检查，感染性疾病筛查、胸部 X 线片，心电图等。

2. **专科准备** 包括泌尿系统超声、泌尿系统增强 CT、泌尿系统 MRI，有条件者完善影像三维重建以辅助手术决策。完善利尿肾动态显像以评价分肾功能，肾功能减退者行肾造瘘术以保护肾功能。完善尿培养检查，明确有无尿路感染，如存在尿路感染需先行抗感染治疗。

3. **术前准备** 留置导尿管，常规术区备皮，预防性应用抗生素。

4. **物品准备** 泌尿外科手术专用器械 1 套、双控制台康多机器人手术系统及网络设置、吸引器系统及其他腹腔镜特殊器械，还包括 12 mm 和 10 mm 套管、双 J 管及超滑导丝、5-0 和 4-0 可吸收线以及腔镜纱布、引流管等材料。

四、手术步骤（视频 16-1）

本次手术中，手术医师李学松教授（术者 A）位于北京大学第一医院第二住院部手术室，教学医师纪志刚教授（术者 B）位于北京协和医院（东单院区）远程中心会议室，两位术者可通过医生控制台上方的辅助显示器实时视频沟通。患者位于北京大学第一医院第二住院部手术室。患者取 45° 右侧卧位，常规消毒铺巾。套管布局如图 16-1 所示。于左侧锁骨中线肋缘下取 1 cm 小切口，切开皮肤，置入气腹针，注气压力至 14 mmHg，保留气腹针并于脐上腹直肌外缘穿刺 12 mm 套管，引入康多机器人 3D 腹腔镜。在监视下分别

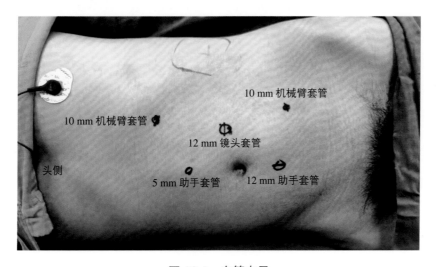

图 16-1 套管布局

于气腹针置入处、反麦氏点置入 2 个 10 mm 套管。于正中线脐上 3 cm 和脐下 3 cm 分别置入 5 mm 及 12 mm 助手套管，引入康多机器人手术系统。

本次远程实时交互临床手术主要包括以下三个教学场景。

1. 教学场景一　分离腹膜时，由术者 B 操作钳夹组织并指导讲解，然后将操作控制权切换给术者 A。术者 A 分离肠管粘连，在肾下极水平游离结肠，并从结肠旁沟向上游离至脾结肠韧带处，将结肠牵至内侧。显露性腺静脉，分离显露肾盂输尿管连接部（图 16-2），可见其狭窄，裁剪肾盂。用 5-0 单乔线先吻合肾盂及输尿管后壁。

2. 教学场景二　术者 A 将操作控制权切换给术者 B，由术者 B 使用超滑导丝引导完成双 J 管的置入（图 16-3），然后将操作控制权切换给术者 A，由术者 A 完成前壁吻合（图 16-4）。

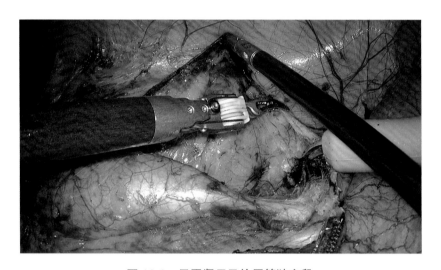

图 16-2　显露肾盂及输尿管狭窄段

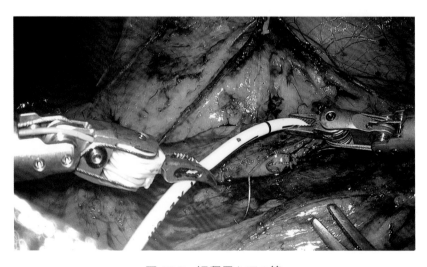

图 16-3　远程置入双 J 管

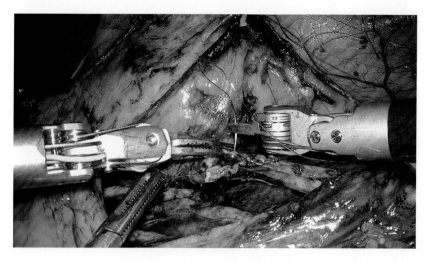

图 16-4 肾盂及输尿管前壁吻合

3. 教学场景三 缝合完毕后，操作控制权由术者 A 切换给术者 B，由术者 B 去除用于悬吊的 Hem-o-lok 夹（图 16-5），然后将操作控制权切换给术者 A，由术者 A 取出标本。仔细止血，降低气腹压力，未见出血，由左下腹小切口置入 F20 引流管。缝合各小切口，术毕。术中顺利，术后患者安返病房，将切除标本送病理检查。

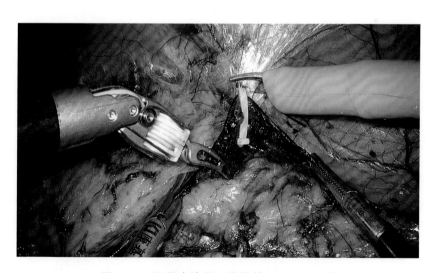

图 16-5 远程去除用于悬吊的 Hem-o-lok 夹

五、术后处理

术后患者留置 3~4 种管路，包括双 J 管、导尿管、肾造瘘管（术前已行造瘘者应继续保留，未造瘘者无须留置）和吻合口周围引流管。可根据以下几方面指导患者术后恢复及随访安排。

1. 若无特殊情况，导尿管可保留 1~2 周。

2. 若术后连续 3 天每日引流量小于 50 ml，可考虑拔除吻合口周围引流管；若引流量较多且颜色清亮偏黄，则检查引流液肌酐值，或可及早发现尿漏。

3. 出院前常规行 KUB 检查，以确定双 J 管位置合适。术后 2 个月复查输尿管镜，视吻合口愈合情况选择拔管或换管。

4. 术后 2 周若无异常情况，可将肾造瘘管从间断夹闭逐渐过渡至完全夹闭。

5. 术后 1~3 个月按期拔除双 J 管后，可经肾造瘘行尿路造影或上尿路影像尿动力学检查（肾盂压测定）、CTU 或上尿路 MR 动态扫描，观察重建上尿路的通畅性及功能是否正常。

6. 每 6~12 个月复查泌尿系统超声，观察有无肾积水、尿路结石等情况。

六、技术现状

由于远程手术中主从分离，因而手术成功的关键在于数据的传输速度网络延时会严重影响手术操作的有效性和安全性。"Lindbergh 手术"是人类远程手术史上的里程碑，证明了远程手术的可行性[2]，但是早期网络传输带宽窄、信号延迟不确定、数据包丢失率高，这些问题使得远程手术的应用受限。5G 技术推动了远程手术的进一步发展[3-4]。然而目前 5G 基站主要在城市地区铺设，尚未全面覆盖，所以完全基于 5G 的远程手术的硬件基础有待完善。现阶段我国固网业务覆盖范围广泛，充分利用现有固网基础发展远程手术，更加符合我国国情。此外，目前在我国通信行业中，中国移动、中国电信、中国联通三足鼎立，共同服务于我国的通信事业，远程手术的发展不可避免地会遇到跨运营商的情景。此外，现阶段的远程手术多为单控制台远程手术，若术中出现网络不稳定甚至中断的情况，则不得不中转为开放或腹腔镜手术。出于安全考虑，双控制台远程手术则较好地解决了该问题，机械臂的控制权可以在两个控制台之间切换[5]。在网络中断、远程控制台操作停止的情况下，本地控制台也可保证手术顺利进行。因此，笔者团队设计了跨运营商、跨网域"5G+ 固网专线"双控制台协同远程实时交互临床手术教学模式。

本次手术模拟了远程操作指导和示范等多种远程手术教学场景，整个过程中腹腔镜下视野共享保证了两地手术进程的同步显示，控制台辅助显示器实时视频通话保证了外景的实时沟通互动，视频画面清晰流畅，机械臂响应及时稳定，手术操作准确有效。

双控制台远程手术存在诸多优势。与常规单控制台远程手术类似，该模式避免了患者或外科医生的交通成本和时间成本，增加了手术的灵活性，并能最大限度地减少对辐射和病毒的医疗暴露，有利于医疗资源的公平合理分配。与常规单控制台远程手术不同的是，该模式有利于消除时空障碍，实现跨空间协作，有利于复杂手术的多方协作和紧急状况下的及时救助，除了可提供诊疗思路外，还可提供实际意义上的操作援助。此外，该模式有助于初级外科医生的培训，并最大限度地降低学习阶段的医疗风险[6]。在网络中断、远程控制台操作停止的情况下，本地控制台可保证手术顺利进行，增加了远程手术的安全性。

本次手术的顺利实施充分说明了国产康多机器人跨运营商、跨网域"5G+固网专线"多点协同远程实时交互临床手术教学模式的可行性和安全性，是临床医学、机器人学和通信工程交叉领域的重大创新，为未来机器人网络系统远程多点协同实时操作手术教学积累了经验。

（樊书菠　李学松　纪志刚）

第二节　5G+固网专线远程前列腺切除术

一、概述

在过去的 20 余年里，机器人手术系统取得了重大进展并得到广泛使用[7]。然而，由于不同医疗平台对机器人手术系统可用性和成本效益的担忧，以及不同地区的医资水平存在差异，使得机器人手术的普及受到限制。新型机器人平台和远程手术的出现提供了一种潜在的解决方案。全球首例远程手术于 2001 年进行，Marescaux 等[2]使用 Zeus 机器人手术系统通过海底跨洋光缆完成了跨大西洋的"Lindbergh 手术"。但由于时间延迟和安全问题，其发展受到限制。此外，以前的远程手术使用单一控制台对远程术间进行控制，随时可能因网络不稳定等情况中转为开放或腹腔镜手术。

5G 技术的重大进步为远程技术提供了可靠和即时的数据传输，能够满足远程手术所要求的操作信号实时传输以及手术画面实时转播[8]。跨运营商"5G+固网专线"的网络设计充分保证了远程手术所需的精确达毫秒级水平的技术要求，尽可能还原现阶段远程手术应用的实际场景，远程 3D 高清视频画面清晰流畅，机械臂响应稳定、基本无延迟，确保了手术操作精准有效。同时基于安全考虑，笔者团队设计了双控制远程手术系统。本章第一节已详细介绍机器人远程肾盂成形术的成功案例，本节将重点介绍全球范围内应用例数最多泌尿外科机器人手术——根治性前列腺切除术。

二、手术适应证与禁忌证

1. 手术适应证

（1）T_{1a}~T_{2c} 期的器官局限性前列腺癌：推荐根治性手术，对包膜外侵概率较低的低危及中危患者可考虑在术中保留神经血管束（NVB），对局限性高危患者可选择施行扩大盆腔淋巴结清扫术；对于术前有功能、T_{1a}~T_{2a} 期病变、Gleason 评分 <7 分以及血清前列腺特异性抗原（PSA）< 10 ng/ml 的患者，推荐保留 NVB 的手术方式。

（2）T_{3a} 期前列腺癌：可以有选择地实施根治性手术及盆腔淋巴结清扫术；对于 Gleason 评分 >7 分，血清 PSA > 20 ng/ml 的局部进展性高危患者，可在根治性手术后辅助内分泌治疗、放射治疗及其他综合治疗。

（3）T_{3b} 期前列腺癌：围术期并发症的发生率较高，应在与患者充分沟通的基础上谨慎选择手术。有学者主张在新辅助内分泌治疗后再行根治性手术，以降低切缘阳性率，部分患者可获得治愈机会。

（4）患者预期寿命：尽管手术没有硬性的年龄限制，一般施行根治性手术的中、低危患者预期寿命应大于 10 年；局限性高危、局部进展性患者的预期寿命应大于 5 年。

（5）全身健康状况：前列腺癌患者多为高龄男性，手术并发症发生率与患者的健康状况密切相关，80 岁以后进行手术治疗的相关并发症发生率和死亡率有明显上升趋势。术前应仔细评估全身状况，对于平素身体健康，无心、脑、肺等严重器质性病变且麻醉耐受力较好的患者施行手术比较安全。

（6）手术时机：一般认为，穿刺后数周待局部炎症和水肿消退，施行机器人手术可以降低手术难度、减少手术并发症。因良性前列腺增生施行手术，而术后病理明确为前列腺癌患者，一般应等待 12 周后施行根治性手术。

2. 手术禁忌证

（1）T_4 期前列腺癌，影像学检查显示明显的前列腺包膜外肿瘤浸润，包括直肠等脏器、组织受侵，或肿瘤已浸润盆壁。

（2）伴有广泛的骨转移或其他脏器远处转移。如果前列腺以外的癌转移灶小于 4 个，也可以手术治疗。在手术后辅助内分泌治疗、局部放疗等综合措施，能够延长患者的生存时间，5 年生存率要高于非手术治疗。

（3）合并显著增加手术或麻醉风险的疾病，如严重的心血管疾病、呼吸系统疾病及凝血功能障碍等。

三、术前准备

1. 常规准备　血常规、尿常规、血生化及凝血功能检查，血清 PSA 检测，感染性疾病筛查，胸部 X 线片，肺功能，心电图等。

2. 专科准备　包括泌尿系统超声、泌尿系统增强 CT、盆腔 MRI 和骨扫描等，以了解肿瘤的局部浸润及全身性骨转移情况。结合血 PSA 和前列腺穿刺活检病理结果的 Gleason 评分判断临床分期。

3. 术前准备　术前 3 日开始从半流食、流食逐渐过渡至术前 1 日营养剂饮食；术前晚清洁灌肠或口服肠道缓泻剂；术前禁食禁水 8~12 小时，常规术区备皮，留置导尿管，预防性应用抗生素。

4. 物品准备　泌尿外科手术专用器械 1 套、双控制台康多机器人手术系统及网络设置、吸引器系统及其他腹腔镜特殊器械，还包括 12 mm、10 mm 和 5 mm 套管，导尿管，5-0 和 4-0 可吸收线缝线以及腔镜纱布、引流管等材料。

四、手术步骤

（一）初期双控制台动物实验（视频 16-2）

本次手术中，术者 A 位于训练室，术者 B 位于动物实验手术室，实验动物位于动物实验手术室，两位术者可通过控制台上方的辅助显示器实时视频沟通。实验动物比格犬为 12 月龄公犬，全身麻醉后，取仰卧位，常规消毒铺巾，套管布局如图 16-6 所示。维持气腹压在 8~10 mmHg，引入康多机器人 3D 腹腔镜。在直视下分别置入 2 个 10 mm 套管、1 个 12 mm 套管及 1 个 5 mm 套管，引入康多机器人手术系统。

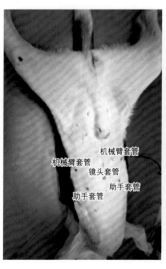
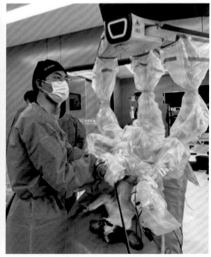

图 16-6　实验犬套管及机械臂布局

术者 A 在训练室进行前列腺暴露或切除术（图 16-7）。术中可随时将控制权切换给术者 B 或由术者 B 申请接管控制权（图 16-8）。术毕，仔细止血，降低气腹压力，未见出血，缝合各小切口，术中顺利，术后安返动物房。

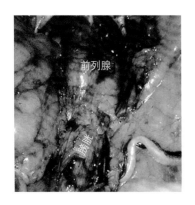

图 16-7　远程显露犬前列腺及膀胱

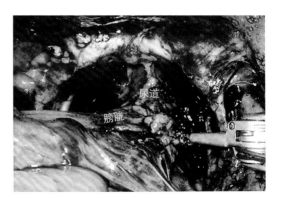

图 16-8　犬膀胱颈及尿道吻合

（二）双控制台跨海超远程临床手术（视频 16-3）

本次手术中，教学医师（术者 A）位于北京大学第一医院第二住院部手术室，手术医师（术者 B）位于海南省中医院手术室，为控制手术风险，另有一前列腺手术专家飞赴海南现场实地监管与指导。患者位于海南省中医院手术室，两位术者可通过控制台上方的辅助显示器实时视频沟通（图 16-9）。患者气管插管静脉 - 吸入复合全身麻醉，取仰卧半截

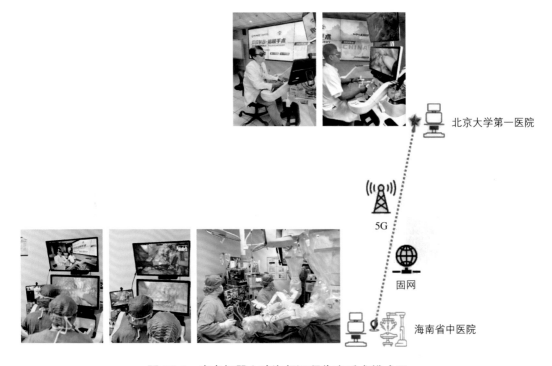

图 16-9　康多机器人跨海超远程临床手术模式图

石位，头低脚高 25°~30°，常规消毒铺巾。气腹建立、套管分布及机器人手术系统对接参见第 14 章第二节 "经腹腔入路根治性前列腺切除术" 相关部分内容。

本次跨海超远程实时交互临床手术主要包括以下四个教学场景。

1. **教学场景一** 分离耻骨后间隙、显露前列腺轮廓时，由术者 B 操作探查腹腔和盆腔，钳夹组织并指导讲解，然后将操作控制权切换给术者 A。术者 A 分离大网膜和肠管粘连，在右侧脐旁正中韧带外缘切开腹膜，并扩大腹膜切口至腹股沟管深环处，识别输精管并剪断。沿着膀胱外侧壁靠近盆壁的腹膜外间隙钝性加锐性向深处分离，直至显露盆底筋膜，后扩大腹膜切口的近侧，向深处分离显露右侧髂外动静脉，同法显露左侧髂外动静脉（图 16-10、图 16-11）。

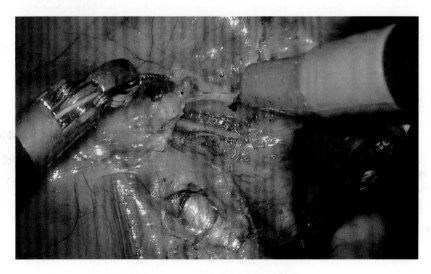

图 16-10　显露左侧髂外动静脉

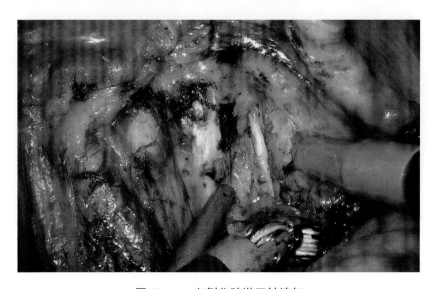

图 16-11　左侧盆腔淋巴结清扫

2. **教学场景二**   处理阴茎背侧静脉复合体（DVC）时，术者 A 在充分显露前列腺尖部、尿道括约肌和 DVC 等结构分离孤立后，使用"批注"功能指导识别 DVC 和尿道相邻部位的凹陷，后术者 A 将操作控制权切换给术者 B，由术者 B 应用双极钳充分电凝 DVC 后逐层离断（图 16-12）。

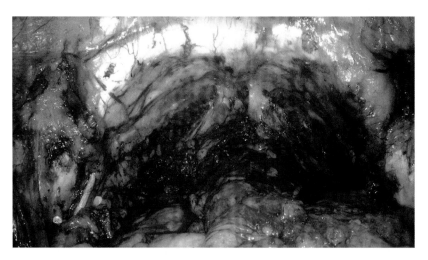

图 16-12   显露 DVC

3. **教学场景三**   行盆腔淋巴结清扫时，由术者 B 操作，术者 A 在无须转换控制台、不干扰远程操作的前提下，使用"批注"功能在手术视野画面中标注右侧盆腔淋巴结清扫范围、重要解剖结构及手术操作术区（图 16-13）。

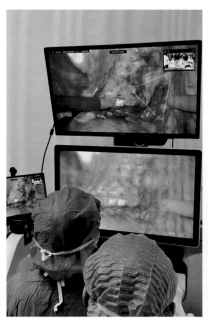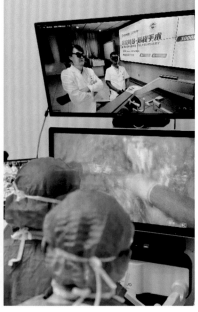

图 16-13   远程端使用"批注"功能标注右侧盆腔淋巴结清扫区域

4. 教学场景四　膀胱颈尿道吻合时，采用双针双线双向连续缝合，术者 A 自膀胱颈部 6 点钟稍偏左位置自外向内穿入第 1 针，第 2 针同法自 6 点钟稍偏右位置穿入，针距 2~3 mm。随后操作控制权切换给术者 B，在导尿管引导下，分别连续缝合膀胱颈部和尿道的左右半周，插入导尿管，两侧的缝针在 12 点钟位置穿出，线尾打结，膀胱内注入生理盐水 200~300 ml，观察吻合口有无渗漏。最后由术者 B 取出标本。仔细止血，降低气腹压力，未见出血，留置盆腔引流管。移除机器人手术系统，缝合各小切口，术毕。术中顺利，患者术后安返病房，将切除标本送病理检查。

五、术后处理

术后患者留置 2 种管路，包括导尿管和吻合口周围引流管。术后管理及随访安排参见第 14 章第二节相关部分内容。

六、技术现状

远程手术成功的关键在于数据信号传输速度，早期网络传输带宽窄、信号延迟不确定、数据包丢失率高，这些问题使得远程手术的应用受限。网络技术的进步和 5G 技术的出现推动了远程手术的进一步发展 [3, 9]。现阶段我国固网业务覆盖范围广泛，充分利用现有固网基础＋跨运营商发展远程手术更加符合我国国情；受浪涌、温度、天气等多种环境因素影响，跨海通信实现持续网络传输相对困难，因此跨海超远程手术的实施需要突破诸多技术难题。此外，现阶段的远程手术一般为单控制台远程手术，可能会出现因术中网络不稳定甚至中断而中转开放或腹腔镜手术的情况。双控制台远程手术使得机械臂的控制权可以在两个控制台之间相互切换 [6]，即使在网络中断。远程控制台操作被迫停止的情况下，患者床旁控制台也可保证机器人手术顺利进行。

在国产新型机器人远程实践基础上，泌尿外科专家团队采用国产康多机器人手术系统于 2018 年 12 月尝试进行了国际上首次基于 5G 的远程动物手术；2019 年 9 月，全球首例多点协同 5G 远程动物手术成功实施；2021 年 10 月，北京大学第一医院泌尿外科团队在中心院区与相隔 80 km 的密云院区采用固网专线成功实施双控制台远程动物手术；2022 年 4 月，北京协和医院远程医疗中心与北京大学第一医院手术室联合完成跨运营商、跨网域 "5G＋固网专线" 多点协同远程临床实时交互教学手术 [10]；在进行本次远程临床前列腺手术前，还进行了双控制台的动物前列腺手术实验。以上工作为本次成功实施跨海多点超远程临床教学手术既提供了安全基础，又提供了坚实的技术保障和信心。

因此，笔者团队设计了跨运营商、跨网域 "5G＋固网专线" 双控制台协同远程临床手术教学模式。本次手术中不仅模拟了远程操作指导和示范等多种远程手术教学场景，还创新地使用了 "批注" 功能，在无须转换控制权、不干扰远程操作的前提下，实现远程双方对腹腔镜术野实时画面进行直观划线批注和精准实时沟通。整个过程中腹腔镜下视野共享及控制台分屏功能保证了两地手术进程的同步显示，教学医师可以实时掌握手术室各方动向，控制台辅助显示器实时视频通话保证了外景的实时沟通互动，视频画面清晰流畅，机械臂响应及时稳定，手术操作准确有效。不仅如此，与常规单控制台远程手术相比，双控制台手术模式有利于消除时空障碍，实现跨空间协作，有利于复杂手术的多方协作和紧急状况下的及时救助，除了可提供诊疗思路外，还可提供实际意义上的操作援助。该模式也有助于初级外科医生的培训，最大限度地降低学习阶段的医疗风险，增加远程手术的安全性[6]。

本次手术的顺利实施不仅验证了国产康多机器人跨运营商、跨网域"5G+固网专线"多点协同超远程跨海实时交互临床手术教学模式的可行性和安全性，还是推动优势医疗资源下沉基层的生动实践，提高了沿海基层群众享受高端医疗的可及性，是临床医学、机器人学和通信工程交叉领域的重大创新。多点远程、实时交互、协同作业使得权威医学专家和基层群众可以克服时空限制，降低了单一远端控制台超远程手术的医疗风险，凸显了医疗"国家队"利用新技术、新业务、新模式丰富医疗帮扶形式、拓展远程医疗服务内涵的实际意义。在为机器人网络系统远程多点协同实时操作手术教学积累经验的同时，也展示了全国医学同道在国家政策指导下携手共筑健康中国的生动图景。

（徐丽清　李新飞　黄　卫　李学松）

参考文献

[1] Yu RZ, Li YQ, Peng CZ, et al. Role of 5G-powered remote robotic ultrasound during the COVID-19 outbreak: insights from two cases[J]. Eur Rev Med Pharmacol Sci, 2020, 24(14):7796-7800.

[2] Marescaux J, Leroy J, Gagner M, et al. Transatlantic robot-assisted telesurgery[J]. Nature, 2001, 413(6854):379-380.

[3] Li J, Yang X, Chu G, et al. Application of Improved Robot-assisted Laparoscopic Telesurgery with 5G Technology in Urology[J]. Eur Urol, 2023, 83(1):41-44.

[4] 刘荣,赵国栋,孙玉宁, 等.5G远程机器人手术动物实验研究[J].中华腔镜外科杂志:电子版, 2019(1):4.

[5] Morgan MS, Shakir NA, Garcia-Gil M, et al. Single-versus dual-console robot-assisted radical prostatectomy: impact on intraoperative and postoperative outcomes in a teaching institution[J]. World J Urol, 2015, 33(6):781-786.

[6] De Pastena M, Salvia R, Paiella S, et al. Robotic Dual-Console Distal Pancreatectomy: Could it be Considered a Safe Approach and Surgical Teaching even in Pancreatic Surgery? A Retrospective Observational Study Cohort[J]. World J Surg, 2021, 45(10): 3191-3197.

[7] Mikhail D, Sarcona J, Mekhail M, etal. Urologic Robotic Surgery[J]. Surg Clin North Am, 2020, 100(2):361-378.

[8] 翟冠楠,李昭勇.5G无线通信技术概念及相关应用[J].电信网技术, 2013(9):6.

[9] Mohan A, Wara UU, Arshad Shaikh MT, et al.Telesurgery and Robotics: An Improved and Efficient Era[J]. Cureus, 2021, 13(3):e14124.

[10] Fan S, Xu W, Diao Y, et al. Feasibility and Safety of Dual-console Telesurgery with the KangDuo Surgical Robot-01 System Using Fifth-generation and Wired Networks: An Animal Experiment and Clinical Study[J]. Eur Urol Open Sci, 2023, 49:6-9.

索 引